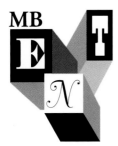

編集企画にあたって……

　日本は世界有数の超高齢社会である．加齢に伴う種々の疾患への対応で医療費は年々膨張していくばかりであり，加齢に伴う疾患の予防，あるいは先制医療が唱えられて久しい．はたして，多くの予防医療が各分野において開発・推進されてきたが，耳鼻咽喉科領域においてもアンチエイジングは健康長寿のために必要不可欠である．

　視覚障害は人とモノとを遠ざけ，難聴は人と人とを遠ざけるといわれる．加齢に伴う聴覚障害は社会生活を営むうえで極めて深刻な状況であり，認知症リスクともなり，補聴器が進歩しているものの，その予防は極めて重要である．老人の平衡障害には全人的取り組みが必要である．かつては老人の不定愁訴ともされた耳管障害に伴う耳閉感や食事中の鼻漏についても医学的・科学的アプローチが開発されてきた．味覚・嗅覚は動物の生きるための本能である食欲に直結し，健康長寿のためには是非とも必要な機能である．のどの老化はより深刻であり，嚥下障害は健康を脅かし，ひいては嚥下性肺炎による生命の危機へと繋がる．

　みみ・はな・のど，いずれをとっても健康長寿に極めて重要であり，かつては年だから仕方ないとされていた事についても医学は進歩してきている．本企画においては各分野のエキスパートの先生方に最新の情報を盛り込んでいただいた．いずれも極めて重要かつ豊富な内容であり，特に自分の専門領域以外のパートについては驚くべき知見が述べられている．是非ご精読いただき，明日からの臨床に，またご自分のアンチエイジングにもお役立ていただきたい．

2022 年 5 月

平野　滋

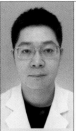

小川　高生
（おがわ　たかき）

2013年	浜松医科大学卒業
2015年	愛知医科大学耳鼻咽喉科入局
2017年	国立長寿医療研究センターNILS-LSA活用研究室，研究生
2018年	名古屋掖済会病院耳鼻咽喉科
2020年	名鉄病院耳鼻咽喉科・中耳サージセンター

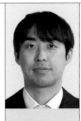

二之湯　弦
（にのゆ　ゆづる）

2007年	滋賀医科大学卒業　京都府立医科大学附属病院，臨床研修医
2009年	同大学耳鼻咽喉科・頭頸部外科入局
2010年	市立福知山市民病院耳鼻咽喉科
2013年	神戸大学バイオシグナル研究センター分子薬理分野特別研究員
2015年	JCHO神戸中央病院耳鼻咽喉科
2017年	京都府立医科大学耳鼻咽喉科・頭頸部外科，病院助教
2019年	同大学，助教
2020年	同大学大学院修了
2021年	カリフォルニア大学サンディエゴ校博士研究員

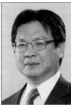

松根　彰志
（まつね　しょうじ）

1984年	鹿児島大学卒業
1988年	同大学大学院修了
1988～90年	米国ピッツバーグ大学留学
2000年	鹿児島大学医学部耳鼻咽喉科，助教授
2007年	同大学大学院，准教授
2011年	日本医科大学，臨床教授／同大学武蔵小杉病院耳鼻咽喉科，部長
2015年	同大学医学部耳鼻咽喉科学，教授

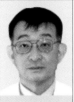

楠　威志
（くすのき　たけし）

1986年	近畿大学卒業　同大学医学部耳鼻咽喉科学入局（1988年7月～1989年3月　別府野口病院，医員として勤務）
1992年	近畿大学医学部大学院（外科系専攻）修了（医学博士号取得）
1993年	同大学医学部耳鼻咽喉科学教室，助手
1995年	高知医科大学，助手
1997年	近畿大学医学部耳鼻咽喉科学教室，講師
2002～2004年	ミネソタ大学耳鼻咽喉科開頭骨病理研究室（リサーチフェロー），留学
2004年	近畿大学耳鼻咽喉科学教室，講師
2007年	順天堂大学医学部耳鼻咽喉科学講座，准教授
2015年	同大学医学部耳鼻咽喉科学講座，教授（併任）／大学院医学研究科耳鼻咽喉科学（同大学医学部附属静岡病院），教授

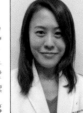

任　智美
（にん　ともみ）

2002年	兵庫医科大学卒業　同大学耳鼻咽喉科入局
2007年	同大学大学院修了　神戸百年記念病院耳鼻咽喉科
2009年	兵庫医科大学耳鼻咽喉科・頭頸部外科，助教　ドイツ，ドレスデン嗅覚味覚センター留学
2011年	兵庫医科大学，学内講師
2014年	同，講師

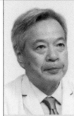

三輪　高喜
（みわ　たかき）

1983年	富山医科薬科大学卒業　金沢大学耳鼻咽喉科入局
1989年	同大学大学院修了
1990年	金沢大学耳鼻咽喉科，助手
1993年	同，講師
1997年	同，助教授
1998～99年	米国バージニア州立大学留学
2009年	金沢医科大学耳鼻咽喉科学，教授
2015～17年	同大学病院，副院長
2016年	同大学，副学長

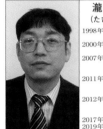

熊井　良彦
（くまい　よしひこ）

1999年	熊本大学卒業　同大学医学部附属病院研修医　大阪赤十字病院耳鼻咽喉科気管食道科
2001年	熊本大学医学部耳鼻咽喉科頭頸部外科，医員
2007年	同大学大学院修了　米国Harvard Medical School, Institute of Laryngology & Voice Rehabilitation, Research Fellow（Professor Steven Zeitels研究室）
2009年	熊本大学医学部耳鼻咽喉科頭頸部外科，助教
2017年	同，准教授
2020年	長崎大学耳鼻咽喉科・頭頸部外科，教授

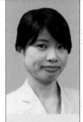

平野　滋
（ひらの　しげる）

1990年	京都大学卒業　同大学耳鼻咽喉科入局
1991年	天理よろず相談所病院耳鼻咽喉科
1998年	京都大学耳鼻咽喉科・頭頸部外科，助手
1999年	米国UCLA耳鼻咽喉科留学
2001年	米国ウィスコンシン大学耳鼻咽喉科頭頸部外科，研究員
2003年	京都医療センター気管食道科，医長
2005年	京都大学耳鼻咽喉科・頭頸部外科，講師
2015年	同，准教授
2016年	京都府立医科大学耳鼻咽喉科・頭頸部外科学教室，教授

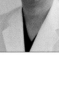

山下　勝
（やました　まさる）

1996年	京都大学卒業　同大学耳鼻咽喉科入局
1997年	静岡市立静岡病院耳鼻咽喉科
2000年	西神戸医療センター耳鼻咽喉科，副医長
2007年	京都大学大学院医学研究科修了　米国ウィスコンシン大学留学
2010年	草津総合病院頭頸部外科，センター部長
2012年	北野病院耳鼻咽喉科・頭頸部外科，副部長
2016年	京都大学大学院耳鼻咽喉科・頭頸部外科，助教
2018年	静岡県立総合病院頭頸部・耳鼻咽喉科，部長
2020年	鹿児島大学大学院耳鼻咽喉科・頭頸部外科学分野，教授

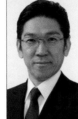

瀧　正勝
（たき　まさかつ）

1998年	京都府立医科大学卒業　同大学耳鼻咽喉科入局
2000年	近江八幡市民病院耳鼻咽喉科
2007年	京都府立医科大学大学院卒業
2011年	ドイツ，ミュンヘン大学臨床神経科学研究所短期留学
2012年	京都府立医科大学耳鼻咽喉科・頭頸部外科，助教
2017年	同，学内講師
2019年	同，講師

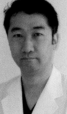

廣崎　真柚
（ひろさき　まゆ）

2015年	筑波大学卒業
2017年	東北大学耳鼻咽喉・頭頸部外科入局　同大学病院耳鼻咽喉・頭頸部外科　仙台医療センター耳鼻咽喉科・頭頸部外科
2018年	国際医療福祉大学東京ボイスセンター

CONTENTS　みみ・はな・のど アンチエイジング

編集企画／平野　滋
京都府立医科大学教授

編集主幹／曾根三千彦　香取幸夫

【ENTONI®（エントーニ）】
ENTONIとは「ENT」（英語の ear, nose and throat：耳鼻咽喉科）にイタリア語の接尾辞 ONE の複数形を表す ONI をつけ，耳鼻咽喉科領域を専門とする人々を示す造語．

新刊

よくわかる
耳管開放症

―診断から耳管ピン手術まで―

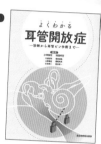

著者
小林俊光　池田怜吉 ほか

2022年5月発行　B5判　284頁　定価8,250円（本体価格7,500円＋税）

耳管開放症とは何か…病態や症状、検査、診断に留まらず、耳管の構造、動物差まで、現在までに行われている本症の研究の全てと世界初の耳管開放症治療機器「耳管ピン」の手術やその他治療法についても紹介し、耳管開放症を網羅した本書。研究の歴史や機器開発の過程なども余すところなく掲載し、物語としても楽しめる内容です。目の前の患者が耳管開放症なのか、そして治療が必要な症状なのか、診療所での鑑別のためにぜひお役立てください。

目次

全日本病院出版会　〒113-0033 東京都文京区本郷 3-16-4　Tel：03-5689-5989
www.zenniti.com　Fax：03-5689-8030

MB ENT, 274：1-5, 2022

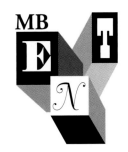

◆特集・みみ・はな・のど アンチエイジング

耳管の老化と対策

二之湯 弦[*1]　中村高志[*2]

Abstract　高齢者における聴覚障害の原因の一つに，加齢に伴う耳管機能障害がある．口蓋帆張筋やオストマン脂肪体の萎縮，耳管軟骨の石灰化などの退行性変化により耳管開閉能が障害されると，難聴や自声強聴などの耳管開放および狭窄症状を呈する．耳管機能障害の診断は，日本耳科学会作成の耳管開放症診断基準案 2016 および耳管狭窄症診断基準 2018 に沿って行うが，高齢者では感音難聴に隠された耳管開放症や，咽喉頭逆流症の合併に注意を要する．治療は漢方薬を中心とした内服，生理食塩水点鼻，鼓膜テープ貼付，耳管咽頭口への口腔保湿ジェル塗布などの保存的治療を第一選択とし，重症例では耳管ピン，耳管開大処置などの手術治療を検討する．

Key words　耳管(Eustachian tube)，耳管開放症(patulous Eustachian tube)，耳管狭窄症(obstructed Eustachian tube)，加齢性耳管機能障害(geriatric Eustachian tube dysfunction)，アンチエイジング(antiaging)

はじめに

日本人平均寿命が主要先進国中ではトップとなった現在，2007 年生まれの日本人の約半数が 107 歳まで生きるとも試算され[1]，文字どおり超少子高齢社会に突入している．FIRE(Financial Independence, Retire Early)なる生き方がもてはやされる一方で，厚生労働省は「人生 100 年時代構想会議」をスタートさせ，高齢者雇用の促進やリカレント教育の拡充など，より長い人生をどのように充実して過ごすかを重要な課題としている．この文脈の中で，我々耳鼻咽喉科医には，如何に人々の感覚器を維持し，生涯にわたってサポートしていくかが，今まで以上に問われている．高齢者における聴覚障害は，他者とのコミュニケーションや，社会活動，認知機能の維持に大きな影響をもつが，耳管機能障害は無視できない病態の一つである．本稿ではまず，耳管の機能および高齢者耳管の特徴について述べ，耳管開放症の病態を中心に，その対応について概説したいと思う．

耳管組織解剖と機能

耳管は，耳管鼓室口から頭蓋底を内側，前下方へと S 字状に走行し耳管咽頭口へと至る，全長約 40 mm 程度の管状の構造物である[2]．中耳腔の換気，異物の排除および病原体からの防御機構として働き，中耳の恒常性維持に重要な役割をもつ[3)4)]．鼓室側約 1/3 は骨部，咽頭側から約 2/3 は軟骨部と称され，その移行部は管腔がもっとも狭い「峡部」となっている．耳管の大部分を占める軟骨部では，耳管後・上壁を覆うように鈎状(逆 J 字状)の耳管軟骨があり，耳管軟骨内側板および外側板と称される部位に分けられる(図 1)．この耳管軟骨板にはそれぞれ口蓋帆挙筋および口蓋帆張筋が起始部をもち，周囲の間質には脂肪組織を認める．口蓋帆張筋と耳管内腔との間に存在する

[*1] Ninoyu Yuzuru, 〒 602-8566 京都府京都市上京区河原町通広小路上る梶井町 465　京都府立医科大学耳鼻咽喉科・頭頸部外科
[*2] Nakamura Takashi, 同，助教

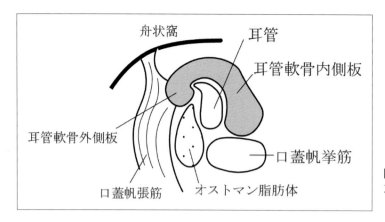

図 1.
耳管軟骨部横断面

図中ラベル: 舟状窩／耳管／耳管軟骨内側板／耳管軟骨外側板／口蓋帆張筋／オストマン脂肪体／口蓋帆挙筋

オストマン脂肪体は，耳管閉鎖に特に重要とされ，適度な組織圧をもたらす役目がある．耳管軟骨部内腔は，これらの組織圧により安静時には閉鎖しているが，嚥下時には口蓋帆張筋の収縮により耳管軟骨外側板が外下方に引き下げられ，半回転しながら耳管内腔が能動的に開大される．これに加えて鼻咽腔圧が上昇することによる受動的な開大があり，耳管軟骨のコンプライアンスや周囲組織圧の影響を受ける．口蓋帆張筋の前方には，内側翼突筋との間に翼突筋静脈叢があり，体位変換や頸部圧迫などによる静脈圧上昇とその容量変化によって，耳管内腔の狭小化が引き起こされる．組織学的には，耳管内腔は多列線毛上皮に覆われ[5]，粘膜下には豊富な混合腺を認める．

高齢者における耳管の特徴

耳管は，小児期には水平に近い走行をとるが，7歳を超える学童期までにより急峻となり，下・外側方向へと偏位する．耳管全長は39 mm程度まで延長し，耳管咽頭口長径は幼児期の2倍程度にまで増大する[2]．またIshijima[6]，吉岡[2]らの新生児から高齢者までの側頭骨標本の検討によれば，成長に伴い骨部耳管の割合が増大し，軟骨部が減少する．耳管軟骨においては，耳管の成熟する8歳頃から加齢に伴い徐々に軟骨細胞が減少し，石灰化が進むことにより，コンプライアンスは小さくなっていく[7)8)]．また，唯一の耳管開大筋である口蓋帆張筋は加齢に伴い萎縮し，脂肪組織に置き換わっていくことが報告されている[8]（図2）．同時に，加齢や体重減少によりオストマン脂肪体は減少し，耳管閉鎖に重要な周囲組織圧の減少を認め

る（図3）．これらの変化に関連して，耳管の能動的開大の陽性率は，60歳以上で60％程度に低下し，耳管開大持続時間は450 msec以上に延長する[9]．すなわち高齢者耳管においては，開大筋萎縮や耳管軟骨の性質変化により耳管の開大が障害され，またいったん開放されると閉鎖しにくい特徴があると考えられる．

高齢者における耳管機能障害の診断

前述したように，高齢者における耳管の特徴は，能動的および受動的開大の障害により開放されにくく，かつ筋萎縮や体重減少など退行性変化に伴い閉鎖しにくい．すなわち，耳管開放症および狭窄症いずれの病態もとりうる．原らは，耳管開放症の年齢分布は2峰性ピークをとり，高齢者では70歳台に多くみられたと報告している[10]．耳管開放症は，難聴や自声強聴，耳鳴，眩暈，肩こりなど，多彩な自覚症状を呈するが，他覚的評価が難しく，また症状の日内変動や日間変動が多いため，診察時に症状がないことも稀ではない．そのため，診断に至らずに不定愁訴として片付けられている例が，高齢者に限らず散見される．耳管機能不全の診断については，日本耳科学会による耳管開放症診断基準案2016[11]および耳管狭窄症診断基準2018に譲るが，症状の誘発や処置による症状消失の確認，鼓膜および鼻咽腔ファイバーによる耳管咽頭口周囲の観察が重要である．近年，内科や眼科領域でよく用いられている光断層干渉計（optical coherence tomography；OCT）を耳管内腔の観察に用いた報告があり[12)13)]，今後，質的診断や治療効果判定への応用が期待される．自覚症

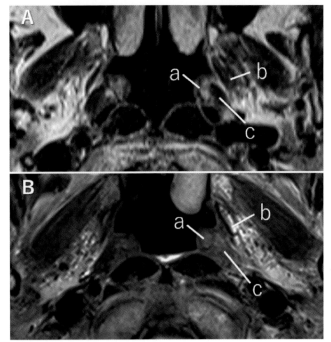

図 2. 上咽頭 MRI（T2 強調）画像
成人女性（45歳，BMI：20.6）（A），および高齢女性（78歳，BMI：15.8）（B）の上咽頭 MRI，T2 強調画像を示す．高齢女性において，耳管軟骨（a）は信号強度が低下しており，石灰化が示唆される所見である．また，特に左側では口蓋帆張筋（b）が脂肪組織に置換されており，口蓋帆挙筋（c）も同定が困難である．加齢による退行性変化と考えられる

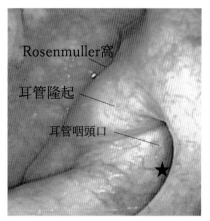

図 3. 耳管咽頭口内視鏡写真
66歳，痩せ型女性（BMI：15.6）の耳管咽頭口写真．咽頭口底部（★）は膨らみが乏しく，粘膜下組織やオストマン脂肪体の萎縮があると推察される

状を指標とした耳管開放症の重症度評価（patulous Eustachian tube handicap inventory-10；PHI-10）[14] は治療方針の参考になり，筆者も利用している．また高齢者では，加齢性難聴などの感音難聴に隠された開放症例が一定数存在し，自声強聴が自覚されにくい場合がある．これは補聴器適合の際にも問題となり，患者の不快症状が，補聴器のフィッティングや補聴器装用特有のものとして，安易に補聴器不適合と片付けてしまわないよう留意しておくべきである．

耳管開放症に咽喉頭酸逆流症（laryngopahryngeal reflux disease；LPRD）が合併する場合，胃酸逆流による耳管への組織および機能障害が予想される[8)15]．胃酸逆流に起因した耳管機能障害と考えられる場合は特に，薬物治療だけでなく適切な生活習慣指導を考慮すべきである[16]．

耳管機能障害の治療

高齢者の耳管機能障害に対する特異的な治療法

はなく，適切な診断に従い，一般的に行われている生活指導および治療に準じて対応することになる．患者の自覚症状を参考に重症度を判定し，投薬治療か，同時に処置治療の併用を行い，改善がみられない場合には耳管ピンなどの手術治療を検討する．

耳管開放症に対する投薬治療としては，ATP製剤に加えて，加味帰脾湯[17]や補中益気湯などの漢方薬が多く用いられている．後述する生理食塩水の点鼻と併用することで，4〜5割程度の有効率が報告されており[10]，第一選択となりえる．比較的安全に用いることができるが，高齢者では，複数科で多岐にわたり投薬が行われていることが多く，薬剤性肝障害，間質性肺炎，偽アルドステロン症やミオパチーには注意しておきたい．生薬の山梔子を含む漢方薬の場合，長期投与により特発性腸間膜静脈硬化症発症のリスクが指摘されている[18]．

生理食塩水点鼻は，生理食塩水により物理的に耳管咽頭口側から耳管内腔を閉鎖することで，開放症症状を和らげる保存的治療である[19]．簡便か

つ即効性があるが，効果持続時間は短く，また適切な点鼻方法の指導が重要である．人前で点鼻を行うことに難色を示す患者も多い．診察室では，患者に座位で頭部後屈させ，5滴以上点鼻を行った後，点鼻側へ約60°頭部回旋を行い，確実に生理食塩水を耳管咽頭口へ到達させることを心がける．高齢者で頭部後屈，回旋位がとれない場合は，仰臥位および側臥位での点鼻を行うが，体位変換により症状が消失してしまうため，効果判定はより難しくなる．点鼻が難しい場合は，直接耳管咽頭口に口腔保湿ジェルを塗布するのも有効である[20]．

前述の投薬および点鼻により改善が認められない，あるいは点鼻に抵抗を示す場合には，筆者らは鼓膜テープ補強法を好んで用いている．直接鼓膜に3Mテープ®[21]やベスキチン®[22]を貼付することにより，耳管開放による鼓膜の動揺，不快音を軽減する方法である．簡便ではあるが，2～3週間程度で自然脱落するため定期通院が必要となる．生活習慣の改善指導と合わせて，処置を繰り返しているうちに軽快が得られ，通院不要となるケースを多く経験している．

より重症の耳管開放症の場合，耳管ピンの挿入が選択される．Kikuchiらの252耳に対して行った耳管ピン挿入の報告では，8割以上の奏効率が示されており，耳管ピンの改良により咽頭側への脱落も抑えられている[23]．その他，直接ジェルフォーム®[24]やメロセル®[22]による閉鎖，耳管咽頭口粘膜下へ自家組織注入[25][26]，アテロコラーゲンの注入[27]，人工耳管挿入術[26]などの報告がある．

耳管狭窄症状に対しては，耳管通気処置による一時的な耳管開放が行われているが，40分程度で閉鎖に至り，慢性経過の狭窄症に対する治療としては限界がある．耳管開大処置(baloon Eustachian tuboplasty；BET)は，2009年頃から主に欧米を中心に広まった[28]．慢性の耳管狭窄症に対してバルーンカテーテルを耳管咽頭口より挿入し耳管を拡張する処置である．2020年6月に耳管拡張用バルーンカテーテル(XprESS®，日本ストライカー)が本邦でも販売開始となり，根治療法とし

て期待される．施行基準や術後評価法に関してはまだ確立しておらず，反復施行症例[29]や長期予後[30]を含めた今後の報告が待たれる．

まとめ

高齢者における耳管機能障害とその対応について概説した．未だ耳管機能そのものを若返らせるような治療は存在しない．しかしながら，耳管機能障害に対する正しい理解と診断，現行の保存的治療による定期的なメンテナンスにより，多くの悩める患者が救われていることは間違いない．引き続き人類の宿命である耳管の諸問題に向き合い，耳管アンチエイジングの答えを模索していきたい．

参考文献

1) Vaupel JW, Villavicencio F, Bergeron-Boucher MP：Demographic perspectives on the rise of longevity. Proc Natl Acad Sci, **118**(9)：e2019536118, 2021. doi：10.1073-pnas.2019536118

2) 吉岡哲志, 内藤健晴, 藤井直子ほか：マルチスライスCTによるヒト耳管計測値の年齢変化について．日耳鼻会報, **111**：523-532, 2008.
   Summary 側頭骨CTにより，0～71歳までの耳管の立体解剖学的特徴を検証した．7歳未満の幼児群と7歳以上の学童成人群を比較すると，骨部長，軟骨部長，耳管全長すべてにおいて，幼児群よりも学童成人群で長くなっていた．

3) Bluestone CD：Eustachian tube obstruction in the infant with cleft palate. Ann Otol Rhinol Laryngol, **80**：Suppl 2：1-30, 1971.

4) Bluestone CD, Paradise JL, Beery QC：Physiology of the eustachian tube in the pathogenesis and management of middle ear effusions. Laryngoscope, **82**(9)：1654-1670, 1972.

5) Hiraide F, Inouye T：The fine surface view of the human adult eustachian tube. J Laryngol Otol, **97**(2)：149-157, 1983.

6) Ishijima K, Sando I, Balaban C, et al：Length of the Eustachian Tube and its Postnatal Development：Computer-Aided Three-Dimensional Reconstruction and Measurement Study. Ann Otol Rhinol Laryngol, **109**(6)：542-548, 2000. doi：10.1177/000348940010900603

7) Yamaguchi N, Sando I, Hashida Y, et al：Histo-

logic Study of Eustachian Tube Cartilage with and without Congenital Anomalies：A Preliminary Study. Ann Otol Rhinol Laryngol, **99** (12)：984-987, 1990.

8) Yazici ZM, Sari M, Uneri C, et al：Histologic changes in eustachian tube mucosa of rats after exposure to gastric reflux. Laryngoscope, **118**(5)：849-853, 2008.

9) 大野文夫，勝田兼司，石川　勉ほか：能動的耳管開閉能の加齢による変化．耳鼻臨床, **89**(3)：305-309, 1996.
Summary 音響耳管機能測定法を用いて，正常耳における自然嚥下時の耳管開閉能を検討した．加齢とともに耳管開閉能陽性率は低下し，耳管開放持続時間は延長した．

10) 原　將太，岸野明洋，新藤秀史ほか：耳管開放症診断基準案 2016 による耳管開放症確実例の検討．Otol Jpn, **31**(1)：50-57, 2021.
Summary 耳管外来を受診した，耳管開放症確実例 186 例を対象とした後ろ向き検討．年齢分布は 30 歳台と 70 歳台に多い二峰性で，女性に多い．保存的治療の有効率は 55.7%，外科的治療の有効率は 76.1% であった．

11) Kobayashi T, Morita M, Yoshioka S, et al：Diagnostic criteria for Patulous Eustachian Tube：A proposal by the Japan Otological Society. Auris Nasus Larynx, **45**(1)：1-5, 2018.

12) Byun H, Kim YH, Xing J, et al：Utilization potential of intraluminal optical coherence tomography for the Eustachian tube. Sci Rep, **11**(1)：6219, 2021.

13) Schuon R, Mrevlje B, Vollmar B, et al：Intraluminal three-dimensional optical coherence tomography-a tool for imaging of the Eustachian tube? J Laryngol Otol, **133**(2)：87-94, 2019.

14) Ikeda R, Kikuchi T, Oshima H, et al：New Scoring System for Evaluating Patulous Eustachian Tube Patients. Otol Neurotol, **38** (5)：708-713, 2017.

15) White DR, Heavner SB, Hardy SM, et al：Gastroesophageal reflux and eustachian tube dysfunction in an animal model. Laryngoscope, **112**(6)：955-961, 2002.

16) Sone M, Kato T, Nakashima T：Current concepts of otitis media in adults as a reflux-related disease. Otol Neurotol, **34**(6)：1013-1017, 2013.

17) 石川　滋：耳管開放症に対する薬物療法の試み─加味帰脾湯の使用経験─．耳鼻臨床, **87**(10)：1337-1347, 1994.

18) Shimodaira H, Nozaki M, Kwon Y, et al：Analysis of Adverse Reaction in Kampo-Medicines Using JADER Database of PMDA. Iyakuhin Johogaku, **16**(1)：16-22, 2014.

19) Oshima T, Kikuchi T, Kawase T, et al：Nasal instillation of physiological saline for patulous eustachian tube. Acta Otolaryngol, **130**(5)：550-553, 2010.

20) 大島猛史：連載 外来診療における私の処置 耳の処置 15 耳管開放症に対する処置 I．JOHNS, **37**(1)：99-102, 2021.

21) 村上信五，渡辺暢浩，宮本直哉ほか：耳管開放症の簡易治療．Otol Jpn, **10**(4)：486, 2000.

22) 守田雅弘：耳管開放症の治療─手術治療の選択─．Otol Jpn, **16**(3)：208-211, 2006.

23) Kikuchi T, Ikeda R, Oshima H, et al：Effectiveness of Kobayashi plug for 252 ears with chronic patulous Eustachian tube. Acta Otolaryngol, **137**(3)：253-258, 2017.

24) Ogawa S, Satoh I, Tanaka H：Patulous Eustachian tube. A new treatment with infusion of absorbable gelatin sponge solution. Arch Otolaryngol Chic Ill, **102**(5)：276-280, 1976.

25) 奥田　弘，大西将美，高木千晶ほか：自家脂肪注入術を施行した耳管開放症例．頭頸部外科, **27**(3)：369-372, 2018.

26) 守田雅弘：耳管開放の治療．Otol Jpn, **16**(3)：208-211, 2006.

27) 佐藤宏昭，内藤　泰，中村　一ほか：アテロコラーゲンによる耳管開放症の治療．耳鼻臨床, **82**(8)：1063-1067, 1989.

28) Ockermann T, Reineke U, Upile T, et al：Balloon dilatation eustachian tuboplasty：A clinical study. Laryngoscope, **120**(7)：1411-1416, 2010.

29) Keschner D, Garg R, Loch R, et al：Repeat Eustachian Tube Balloon Dilation Outcomes in Adults With Chronic Eustachian Tube Dysfunction. Otolaryngol Head Neck Surg, 2021. DOI：10.1177/01945998211037975.

30) Meyer TA, O'Malley EM, Schlosser RJ, et al：A Randomized Controlled Trial of Balloon Dilation as a Treatment for Persistent Eustachian Tube Dysfunction With 1-Year Follow-Up. Otol Neurotol, **39**(7)：894-902, 2018.

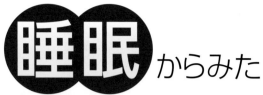

睡眠からみた
認知症診療
ハンドブック
―早期診断と多角的治療アプローチ―

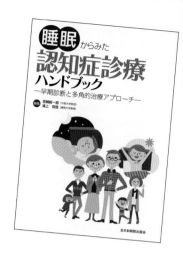

編集 宮崎総一郎（中部大学教授）
浦上　克哉（鳥取大学教授）

B5 判　146 頁
定価 3,850 円（本体 3,500 円＋税）
2016 年 9 月発行

認知症や脳疾患の予防には脳の役割を知り，適切な睡眠を確保することが重要であり，睡眠の観点から認知症予防と診療に重点をおいてまとめられた 1 冊！！

詳しくはこちらまで→

目 次

全日本病院出版会　〒113-0033　東京都文京区本郷 3-16-4　Tel：03-5689-5989
www.zenniti.com　　　　　　　　　　　　　　　Fax：03-5689-8030

MB ENT, 274：7-14, 2022

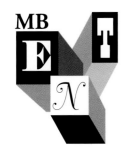

◆特集・みみ・はな・のど アンチエイジング

聴覚の老化とアンチエイジング

小川高生[*1]　内田育恵[*2]

Abstract 聴覚のアンチエイジングのためには，聴覚の老化のメカニズムと難聴発症にかかわる内的・外的要因を理解し，難聴発症を予防または早期発見するよう努め，悪化があれば早期に対策をとることが重要である．

難聴の発症にかかわる要因として，音響曝露，摂取する食事・栄養素，運動習慣，生活習慣病の管理などが報告されており，有害な音響曝露，栄養摂取，生活習慣についての具体例を列挙した．近年では特に携帯音楽プレーヤーの普及に伴う騒音性難聴と，難聴の若年層化が懸念されている．

補聴器を使用することで，認知機能低下やうつなどの，難聴に伴う様々な不利益に対して有効であるかどうかは明確な結論がでていないが，コミュニケーション能力を改善し，高齢者の聞こえの不便を最小限に抑え，日常生活機能や生活の質を改善させることができると考えられる．

Key words 難聴(hearing impairment)，老化(aging)，アンチエイジング(anti-aging)，加齢性難聴(age related hearing loss)，酸化ストレス(oxidative stress)

はじめに

2022年は団塊の世代が後期高齢者に入り始める最初の年で，2025年にはすべての団塊の世代が後期高齢者に入り65歳以上の人口が3,677万人，総人口の30%を占めると推計されている[1]．

高齢者数の増加に伴い難聴者数の増加も著しく，国立長寿医療研究センターの地域住民対象研究のデータから得た難聴有病率と，2018年10月1日総務省発表の人口資料により計算すると，65歳以上の難聴者数は1,900万人と推計されている[2]．

60歳台になると軽度難聴レベルまで聴力が低下する音域が増え，聞こえが悪くなったことを感じる人が急激に増える．70歳を超えると，ほとんどの音域の聴力が軽度～中等度難聴レベルまで低下する．65～74歳では3人に1人，75歳以上では約半数が難聴を有するとされている[3]．加齢性難聴はコミュニケーション障害だけでなく，社会的孤立，フレイル，転倒，社会活動低下，うつ，認知症などの不利益を及ぼすとされる[4]．現時点では加齢性難聴に対して決定的な治療方法は確立しておらず，加齢性難聴発症に関与するとされる内的・外的要因を避け，予防することが重要と考えられる．

本稿では加齢性難聴の原因の除去と発症予防，補聴器使用による機能の補償について，できる限り患者への具体的なアドバイスにつながるように述べる．

聴覚の老化のメカニズム

聴覚の老化・加齢性難聴の病態生理学的メカニズムとして，低酸素・虚血，主要な興奮性神経伝達物質であるグルタミン酸の関連遺伝子やトランスポーター活性の加齢性変化による興奮毒性，フリーラジカル過剰産生による酸化ストレス，酸化

*1 Ogawa Takaki, 〒451-8511 愛知県名古屋市西区栄生2-26-11　名鉄病院耳鼻咽喉科・中耳サージセンター
*2 Uchida Yasue, 愛知医科大学耳鼻咽喉科・頭頸部外科，教授(特任)

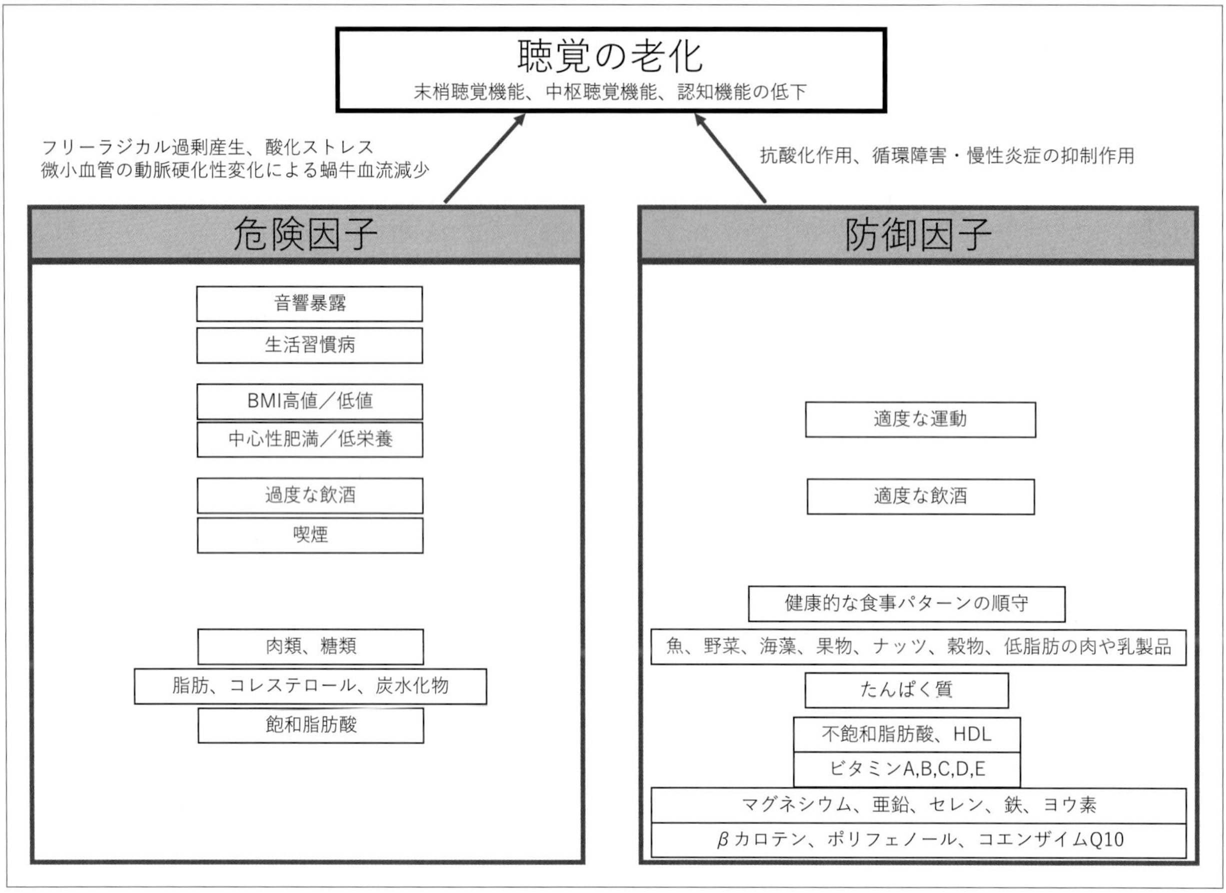

図 1. 聴覚の老化にかかわる因子

ストレスに伴うミトコンドリア DNA 損傷と聴覚経路のアポトーシス，慢性炎症反応などが考えられている[5]．音声聴取困難の要因として，Committee on Hearing and Bioacoustics and Biomechanics は ① 末梢聴覚機能の低下，② 中枢聴覚機能の低下，③ 認知機能の低下を提唱している[6)7]．① は内耳・蝸牛神経に至るまでの末梢聴覚系の変化に伴う聴力の低下で，酸化ストレスが蝸牛内における細胞のミトコンドリア DNA 損傷をきたし，これが蓄積されることで細胞のアポトーシスが誘導され，有毛細胞を障害し，末梢の聴覚機能が低下するといわれる．② は中枢聴覚系の機能的変化により言語の処理に支障をきたすものと考えられている．加齢に伴い音声知覚における時間分解能が低下し，これは騒音下での聴取能にも相関するといわれている．③ は記憶・注意喚起の障害としてあらわれ，音声情報処理速度の低下をきたし言語理解力の低下につながる．また，両耳分離聴機能も悪くなることが報告されている[7]．

難聴の原因の除去・発症予防

聴覚の老化にかかわる因子を図 1 に示した．加齢性難聴の発症に影響を与える因子として騒音曝露，食事，喫煙，飲酒，環境化学物質曝露，糖尿病や循環器疾患などの合併，性ホルモン，遺伝的因子などが挙げられている[8]．

蝸牛内にフリーラジカルを過剰産生するような原因，すなわち騒音に長時間曝露されることや動脈硬化など内耳の循環障害をきたすような生活習慣を避けることが加齢性難聴の予防として推奨される．

1．音響曝露を避ける

加齢以外の原因を避けて耳に優しい生活を送ることが重要である．危険な音量への曝露を減らすために，大音量でテレビを見たり音楽を聴いたりしない，騒音など大きな音が常時出ている場所を

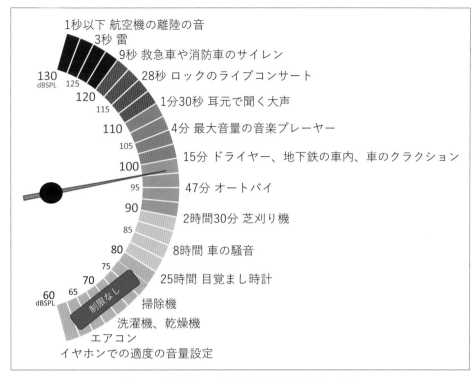

1秒以下 航空機の離陸の音
3秒 雷
9秒 救急車や消防車のサイレン
130 dBSPL 125
120 115
110 105
100 95
90 85
80 75
70 65
60 dBSPL
制限なし
28秒 ロックのライブコンサート
1分30秒 耳元で聞く大声
4分 最大音量の音楽プレーヤー
15分 ドライヤー、地下鉄の車内、車のクラクション
47分 オートバイ
2時間30分 芝刈り機
8時間 車の騒音
25時間 目覚まし時計
掃除機
洗濯機、乾燥機
エアコン
イヤホンでの適度の音量設定

図 2. 1日当たりに許容される音量と時間の基準
（文献 9，10 より引用改変）

避ける．騒音下で仕事をする場合は耳栓をするなどの対応を行う．

　最近では特に，若年齢層における聴覚保護の重要性が注目されている．携帯音楽プレーヤーの普及により，ヘッドホンを使用して大音量で音楽を聴く人が増えるのと同時に，映画館，コンサート会場，ナイトクラブなどのイベント会場における大音量により，世界で11億人の若者が騒音性難聴になる危険にさらされていると世界保健機関（WHO）が警告している[9)10)]．日本でも，2000〜2020年までの研究期間において4000 Hzの聴力が40歳台以下の世代で徐々に低下していることが和佐野らによって示された[11)]．

　聴覚保護のためには音量，時間，頻度の3つの要素が重要である．目安としては85 dBで8時間までが安全基準内とされ，より大きな音量であればさらに時間を短縮する必要がある（図2）．携帯音楽プレーヤーの使用については，静かな場所でイヤホン使用時に，周りの会話が聞こえる程度の音量，または，機材にもよるが最大音量の60%以下の音量が安全なレベルとされている．周囲の騒

音が大きい場所ではノイズキャンセリング機能を使用することで，音量を抑えることができる．

　音楽プレーヤーの使用時間については，個人でモニタリングすることも重要である．機種によっては，ヘッドホンを使用する際の音量の上限を設定したり，健康管理アプリを使用して音量と時間，頻度を確認したりすることができる．

　また，周囲の騒音のせいで2 m離れたところにいる人と話すのに大声を出さないと話せない場合には，危険な騒音レベルである可能性がある．音楽を聴く，音楽イベントに行く，バイクに乗る，電動工具を使用するなどの後に耳鳴りがする場合は，耳を障害するほどの大きな音にさらされていた恐れがある．このような場合は，騒音から離れ，以後は聴覚保護具を使用するなどの対策を講じる必要がある．また，音楽を聴いていたならば，音量を下げる，使用時間を短くするなどの対応が必要である[10)]．

2．発症と進行を遅らせる生活習慣

　血流障害や慢性炎症など，多くの疾患にとってリスクとなる共通原因を保有している人は，脳卒

中，糖尿病，認知機能低下，うつ，関節炎，不安症，視力障害などの多疾患罹患となる恐れがある[12]．難聴もこのような共通原因によるダメージとしてあらわれる[10]．また，生活習慣病（糖尿病，動脈硬化性高血圧，心疾患）は難聴のリスクになることが示されており，共通原因とそれに伴う生活習慣病を適切に予防し管理することが重要となる[4]．

1）適切な量で栄養バランスが取れた食事

健康的な食事パターンは難聴のリスク低下に有効とされる．Curhan らは高血圧予防食（Dietary Approaches to Stop Hypertension；DASH），代替地中海食（Alternate Mediterranean Diet；AMED），代替健康食指標（Alternate Healthy Eating Index；AHEI）などの順守率が高いと，難聴発症のリスクが低いと報告した[13)14]．これらの食事パターンでは共通して，脂肪の多い肉類や砂糖を含む甘いものの摂取を減らすこと，肉類から魚類に切り替えて不飽和脂肪酸を増やし，低脂肪の肉と低脂肪乳製品をとることにより飽和脂肪酸・コレステロールなどの脂肪摂取を減らすこと，野菜や海藻，果物，ナッツ類，穀物を摂取することを推奨しており，順守により様々な慢性疾患のリスクを減少させることが報告されている．

BMI 高値（BMI≧40 kg/m²）や中心性肥満（ウエスト周囲径>88 cm）は加齢性難聴の危険因子になる[15)16]．肥満による動脈硬化が内耳動脈などの微小血管に起こり，蝸牛の血流を減少させ聴力低下につながる恐れがある[15]．その一方で，BMI 低値（BMI<19 kg/m²）や低栄養（血清アルブミン≦4.0 g/dl）も難聴発生リスクになることも指摘されている[17]．聴力維持に必要な栄養素を十分に摂取できていない可能性や，微小な全身性慢性炎症が背景にある可能性がある．

また，いくつかの食品・栄養素は加齢性難聴の発症リスクにかかわる可能性があるとして報告されている．ビタミン A・B（特に B₁，B₁₂，葉酸）・C・D・E，マグネシウム，亜鉛，セレン，鉄，ヨウ素などは不足することで難聴発症率が増加する

ことが報告されている[18]．

炭水化物，脂肪，コレステロールの摂取量が多い，あるいはたんぱく質の摂取量が少ないと，聴力が悪く[18]，魚に含まれる EPA や DHA，α-リノレン酸などのオメガ3系不飽和脂肪酸の摂取量が多いほど聴力は良好で[19)20]，また高密度リポタンパク質（HDL）摂取が多いと難聴発症率が低いことが報告されている[21]．

一部の食品・栄養素が聴覚保護に有益な理由として，抗酸化作用をもつことや，血流障害や慢性炎症に対する予防効果をもつことが考えられる．蝸牛への血液供給の悪化が聴覚感受性の低下につながるため，血管因子は難聴の重要な要因であると考えられている．魚の摂取と長鎖オメガ3系多価不飽和脂肪酸，特に EPA と DHA を多く摂取することは，心血管疾患および脳血管疾患のリスク低下と関連しており，蝸牛血流維持にも役立つと考えられている．週1～2皿程度の魚の定期的な摂取が，冠動脈疾患，心臓突然死，虚血性脳卒中，認知症などの病気を防ぐとされており，聴覚保護にも有益である可能性がある[20]．

このような作用の他にも，マグネシウムは血管拡張作用をもち，βカロテン，ビタミン C・E などの抗酸化作用をもつ栄養素と一緒に摂取することで相乗的に難聴を予防できる可能性があるとされる[22)23]．ビタミン類の他にもポリフェノールやミトコンドリアのエネルギー代謝におけるコエンザイム Q10 などはフリーラジカルを除去することで抗酸化作用をもち，サプリメントなどで補うことで難聴を予防する効果も期待できる[24]．

2）適度な運動

適度な運動は糖尿病，心臓病，脳卒中などの生活習慣病のリスクを下げることが報告されており，聴力維持にも有益である可能性がある[25]．

疫学研究からの報告では BMI 高値，ウエスト周囲径高値で難聴発生リスクが増加し，身体活動量が多いほど難聴発生リスクが減少することが示されており，週に2時間以上のウォーキングが難聴発生リスク軽減の目安とされている[15]．他にも週

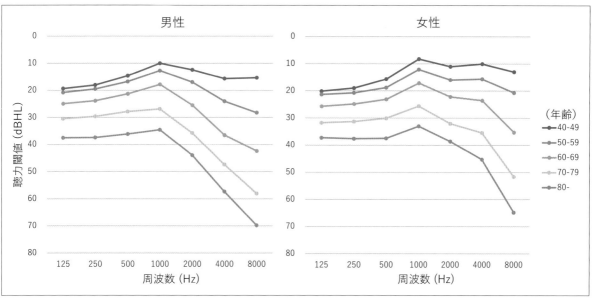

図 3. NILS-LSA 第 7 次調査　左右の気導聴力の平均値
（文献 32 を参考にグラフ化）

に数回，中等度の身体活動を行うことが高周波数
の聴力閾値低値と関連するとの報告もある[26]．

　厚生労働省では「健康づくりのための身体活動
基準 2013」[25] として，64 歳以下の成人には，毎日
60 分（8,000〜10,000 歩/日程度）の歩行またはそ
れと同等以上の身体活動を行い，息が弾み汗をか
く程度の運動を 1 回 30 分以上，週 2 日以上行う運
動習慣をもつことを勧めている．また，65 歳以上
の高齢者に対しては強度を問わず，横になったま
まや座ったままにならなければどんな動きでもよ
いので，洗濯や食事の支度，ガーデニングや水や
りなど，身体活動を毎日 40 分行うことを勧めてい
る．

3）喫煙，飲酒

　喫煙は難聴を用量依存性に増加させるとの報告
がある[27]．また，喫煙は心疾患や脳卒中とも関連
するため，共通原因として聴力悪化にかかわると
考えられる[21]．

　過度な飲酒は聴覚保護に有害であるとされてい
る[28]．一方，適度な飲酒（ビール・蒸留酒または
ワインを 1 杯以上 2 杯未満/日）はむしろ有益である
との報告もある[29]．ストレスを溜めない健康的な
ライフスタイルが聴覚保護に有益な可能性がある
と考察されている．

難聴を早期発見し，
悪化があればその機能を補償する

　自己申告による聴覚障害は，若年層は障害を過
大評価し，高齢層・男性は過小評価する傾向があ
ることが報告されているため，本人だけでなく家
族や友人の難聴の指摘や健診結果を参考に，機を
逃さず聴力検査を勧める必要がある[30][31]．

　図 3 に，地域住民対象研究である「国立長寿医
療研究センター・老化に関する長期縦断疫学研究
National Institute for Longevity Sciences-Longi-
tudinal Study of Aging（NILS-LSA）」の第 7 次調
査データから得た，男女別および年齢別の平均気
導聴力値を示す[32]．WHO では 41 dB 以上の難聴
者に対して補聴器の装用を推奨しているが，補聴
器の適応として，「本人が困ったら」以外にも「同
年代の平均聴力よりも悪いから」という説明も有
用な可能性がある．

　以前に我々は NILS-LSA 参加者を対象に行っ
た横断的解析から，難聴群では非難聴群に比べて
人とのかかわりや社会的交流が少ないことを報告
した[4]．個人が交流する人の数は社会的ネット
ワークサイズという指標として，その大きさが高
齢者の生きがい，幸福度，生活満足度，うつなど

の心身の健康にかかわるとされており，難聴群では社会的ネットワークサイズが有意に小さかった．これに対し，7大学病院の補聴器外来で行った多施設共同単一群前向き観察研究 Hearing-Aid Introduction for Hearing-Impaired Seniors to Realize a Productive Aging Society-A Study Focusing on Executive Function and Social Activities(HA-ProA study)では，6ヶ月間の補聴器継続使用により社会活動性や人との交流の改善が見込めることが示唆された[33]．HA-ProA study では他にも，高齢者の聴覚ハンディキャップ(Hearing Handicap Inventory for the Elderly；HHIE)の解析を行い，難聴者は家族・親族との関係にすら支障を感じているが，補聴器導入によりその関係性によい変化をもたらす可能性があることが示唆された．また，認知・知能の代表的な能力の一つである遂行機能について数字符号置換検査(Digit Symbol Substitution Test；DSST)を用いて評価を行ったところ，難聴者のDSST 得点は非難聴者に比べて経年低下が著しいとされるにもかかわらず，補聴器を使用したHA-ProA study 対象者では得点の上昇がみられた．

　上記の報告を含め，補聴器使用による効果として，難聴ハンディキャップの改善，コミュニケーション障害の改善，認知機能の改善，うつ尺度の改善を認めたとする報告がある一方で，補聴器を使用しても認知機能・うつ尺度に有意な効果を認めないとする報告もあり，さらなる評価が必要である[34]．補聴器装用による治療的介入が，難聴に伴う様々な不利益に対して有効であるかどうかは明確な結論がでていないが，コミュニケーション能力を改善し，高齢者の聞こえの不便を最小限に抑え，日常生活機能や生活の質を改善させるために，補聴器は有用と考えられる[35]．

　Japan Trak 2018[36]によると，難聴者が補聴器使用を考え始める動機としてもっとも多い「聞こえが悪くなる」に続いて「耳鼻咽喉科医師やかかりつけ医からの推薦」が挙げられている．補聴器専門店で購入した補聴器は他の場所で購入した

ものより満足度が高く，補聴器販売従事者から質の高いフィッティングを受けて補聴器を購入した群の満足度は60%と，適切なフィッティングを受けていない集団の満足度21%に比較して，高いことが報告されている．耳鼻咽喉科医と補聴器専門店とが密に連携し，適切なアドバイスを送ることが，補聴器装用の開始と継続につながると考えられる．

まとめ

　聴覚のアンチエイジングとして，難聴につながる内的・外的要因をできる限り排除し，早期発見に努め，悪化があれば早めに聴力を補う対策をとることが重要である．

文　献

1) 内閣府：令和2年版高齢社会白書(全体版). https://www8.cao.go.jp/kourei/whitepaper/w-2020/html/zenbun/s1_1_1.html(2022年2月閲覧)

2) 内田育恵：耳鼻咽喉科としての認知症への対応 聴覚障害. 日耳鼻会報, **123**：333-338, 2020.

3) 日本耳鼻咽喉科頭頸部外科学会：Hear well Enjoy life, 難聴について. http://www.jibika.or.jp/owned/hwel/hearingloss/#aging_and_hearingloss(2022年2月閲覧)

4) Ogawa T, Uchida Y, Nishita Y, et al：Hearing-impaired elderly people have smaller social networks：A population-based aging study. Arch Gerontol Geriatr, **83**：75-80, 2019.
   Summary　難聴群では社会的ネットワークのサイズが小さく，交流する家族・親族の人数は変わらないが，家族・親族以外の人数が少ない.

5) Ruan Q, Ma C, Zhang R, et al：Current status of auditory aging and anti-aging research. Geriatr Gerontol Int, **14**(1)：40-53, 2014.

6) Speech understanding and aging. Working Group on Speech Understanding and Aging. Committee on Hearing, Bioacoustics, and Biomechanics, Commission on Behavioral and Social Sciences and Education, National Research Council. J Acoust Soc Am, **83**(3)：859-895, 1988.

7) 樫尾明憲：慢性感音難聴　老人性難聴. JOHNS,

36 : 38-40, 2020.

8) Van Eyken E, Van Camp G, Van Laer L : The complexity of age-related hearing impairment : contributing environmental and genetic factors. Audiol Neurootol, **12**(6) : 345-358, 2007.

9) 日本耳鼻咽喉科頭頸部外科学会 : Hear well Enjoy life 「難聴」のリスクを生む，危険な音量とは. http://www.jibika.or.jp/owned/hwel/news/004/(2022 年 2 月閲覧)

10) World Health Organization : Make Listening Safe. https://www.who.int/pbd/deafness/activities/MLS_Brochure_English_lowres_for_web.pdf(2022 年 2 月閲覧)

11) Wasano K, Kaga K, Ogawa K : Patterns of hearing changes in women and men from denarians to nonagenarians. Lancet Reg Health West Pac, **9** : 100131, 2021.
Summary 2000～2020 年に行われた聴力検査結果から得られた，10 歳台～90 歳台までの 1 万人を超える日本人の，聴力の加齢性変化に関する研究.

12) Uchida Y, Sugiura S, Nishita Y, et al : Age-related hearing loss and cognitive decline-The potential mechanisms linking the two. Auris Nasus Larynx, **46**(1) : 1-9, 2019.

13) Curhan SG, Halpin C, Wang M, et al : Prospective Study of Dietary Patterns and Hearing Threshold Elevation. Am J Epidemiol, **189**(3) : 204-214, 2020.

14) Curhan SG, Wang M, Eavey RD, et al : Adherence to Healthful Dietary Patterns Is Associated with Lower Risk of Hearing Loss in Women. J Nutr, **148**(6) : 944-951, 2018.

15) Curhan SG, Eavey R, Wang M, et al : Body mass index, waist circumference, physical activity, and risk of hearing loss in women. Am J Med, **126**(12) : 1142, e1-8, 2013.

16) Cruickshanks KJ, Nondahl DM, Dalton DS, et al : Smoking, central adiposity, and poor glycemic control increase risk of hearing impairment. J Am Geriatr Soc, **63**(5) : 918-924, 2015.

17) Michikawa T, Nakamura T, Imamura H, et al : Markers of Overall Nutritional Status and Incident Hearing Impairment in Community-Dwelling Older Japanese : The Kurabuchi Study. J Am Geriatr Soc, **64**(7):1480-1485, 2016.

18) Jung SY, Kim SH, Yeo SG : Association of Nutritional Factors with Hearing Loss. Nutrients, **11**(2) : 307, 2019.

19) Gopinath B, Flood VM, Rochtchina E, et al : Consumption of omega-3 fatty acids and fish and risk of age-related hearing loss. Am J Clin Nutr, **92**(2) : 416-421, 2010.

20) Curhan SG, Eavey RD, Wang M, et al : Fish and fatty acid consumption and the risk of hearing loss in women. Am J Clin Nutr, **100**(5) : 1371-1377, 2014.

21) Gates GA, Cobb JL, D'Agostino RB, et al : The relation of hearing in the elderly to the presence of cardiovascular disease and cardiovascular risk factors. Arch Otolaryngol Head Neck Surg, **119**(2) : 156-161, 1993.

22) Choi YH, Miller JM, Tucker KL, et al : Antioxidant vitamins and magnesium and the risk of hearing loss in the US general population. Am J Clin Nutr, **99**(1) : 148-155, 2014.

23) Tamir S, Adelman C, Weinberger JM, et al : Uniform comparison of several drugs which provide protection from noise induced hearing loss. J Occup Med Toxicol, **5** : 26, 2010.

24) 山岨達也 : 内耳疾患の治療をめざして—基礎研究の最前線 —加齢による内耳変性 老人性難聴の予防に向けて—. 日耳鼻会報, **112** : 414-421, 2009.

25) 厚生労働省 : 運動施策の推進 健康づくりのための身体活動基準 2013. https://www.mhlw.go.jp/content/000306883.pdf(2022 年 2 月閲覧)

26) Haas PJ, Bishop CE, Gao Y, et al : Relationships among measures of physical activity and hearing in African Americans : The Jackson Heart Study. Laryngoscope, **126**(10) : 2376-2381, 2016.

27) Fransen E, Topsakal V, Hendrickx JJ, et al : Occupational noise, smoking, and a high body mass index are risk factors for age-related hearing impairment and moderate alcohol consumption is protective : a European population-based multicenter study. J Assoc Res Otolaryngol, **9**(3) : 264-276 ; discussion 261-263, 2008.

28) Rosenhall U, Sixt E, Sundh V, et al : Correlations between presbyacusis and extrinsic noxious factors. Audiology, **32**(4) : 234-243, 1993.

29) Gopinath B, Flood VM, McMahon CM, et al：The effects of smoking and alcohol consumption on age-related hearing loss：the Blue Mountains Hearing Study. Ear Hear, **31**(2)：277-282, 2010.

30) Uchida Y, Nakashima T, Ando F, et al：Prevalence of self-perceived auditory problems and their relation to audiometric thresholds in a middle-aged to elderly population. Acta Otolaryngol, **123**(5)：618-626, 2003.

31) Kamil RJ, Genther DJ, Lin FR：Factors associated with the accuracy of subjective assessments of hearing impairment. Ear Hear, **36**(1)：164-167, 2015.

32) 国立長寿医療研究センター：老化疫学研究部 NILS-LSA データカタログ. https://www.ncgg.go.jp/ri/lab/cgss/department/ep/documents/NILSLSA_Datacatalog.pdf(2022 年 2 月閲覧)

33) Uchida Y, Mise K, Suzuki D, et al：A Multi-Institutional Study of Older Hearing Aids Beginners-A Prospective Single-Arm Observation on Executive Function and Social Interaction. J Am Med Dir Assoc, **22**(6)：1168-1174, 2021.
Summary 7 大学病院の補聴器外来で行われた多施設共同研究. 遂行機能や社会活動性への補聴器の影響を，導入前および使用 6 か月後で比較した.

34) 内田育恵，杉浦彩子：補聴器の進歩と聴覚医学「加齢と補聴器—社会交流における補聴器の役割—」. Audiol Jpn, **60**：477-483, 2017.

35) World Health Organization：Risk reduction of cognitive decline and dementia：WHO Guidelines. Geneva：World Health Organization, 2019. Licence：CC BY-NC-SA 3.0 IGO.

36) 一般社団法人 日本補聴器工業会：JapanTrak 2018 調査報告. http://www.hochouki.com/files/JAPAN_Trak_2018_report.pdf(2022 年 2 月閲覧)

エキスパートから学ぶ
めまい診療

MB ENTONI **No. 249**（2020 年 9 月増大号）
編集企画／將積日出夫（富山大学教授）
定価 5,280 円（本体 4,800 円＋税）156 頁

日常診療でよくみられる症状の 1 つであるめまいの
急性期から慢性めまいの診療に必要な
検査、診断基準、治療法に関する最新の情報を、
めまいのエキスパートによりまとめられた
すぐに役立つ 1 冊！

CONTENTS

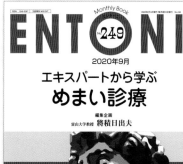

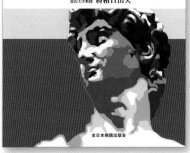

好評増大号

 全日本病院出版会　〒113-0033 東京都文京区本郷 3-16-4　Tel：03-5689-5989
www.zenniti.com　Fax：03-5689-8030

MB ENT, 274：16-24, 2022

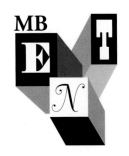

◆特集・みみ・はな・のど アンチエイジング

平衡覚の加齢とアンチエイジング

瀧　正勝*

Abstract 加齢の影響は前庭にも起こり，ふらつきや平衡障害を生じる．加齢は耳石・有毛細胞から前庭神経，前庭神経核まで広範囲に及ぶ．温度眼振検査や 0.025～0.5 Hz の低周波数刺激に対する前庭動眼反射のゲインは加齢により変化しないが，高周波数刺激の video head impulse test では，80 歳以上で徐々に低下する．耳石器機能評価に用いる前庭誘発筋電図も加齢とともに振幅が低下する．バラニー学会では，加齢性平衡障害の診断基準を示している．加齢性平衡障害患者にはフレイルが併存し，加齢性の筋萎縮は筋力低下と歩行速度の低下を産む．したがって，前庭リハビリテーションだけでなく，筋力低下を防ぐ運動・体操などが必要である．薬物療法としては，半夏白朮天麻湯，人参養栄湯，補中益気湯，真武湯の使用例も報告されている．コロナ禍の自粛生活長期化によりコロナフレイルとなる高齢者が増加した．自宅でも安全に実施できる運動の提供と生活指導なども現在公表されている．

Key words 加齢性平衡障害（presby-vestibulopathy），リハビリテーション（rehabiliation），フレイル（frailty），コロナ禍（COVID-19 pandemic），漢方（Japanese kampo）

はじめに

本邦では高齢者人口の割合が右肩上がりに増加しており，2021 年 9 月時点で 65 歳以上の高齢者数は 3,640 万人で，総人口に占める割合は 29.1%となり，高齢者人口・高齢化率ともに過去最高を更新している．高齢者人口の割合は諸外国との比較でも世界第 1 位である[1]．高齢化に伴い様々な疾患や症状が増加する．加齢の影響は前庭だけでなく，視覚，体性感覚，中枢などでもあり，これらの領域での加齢性変化が複合して，高齢者のふらつきや平衡障害に影響している．さらに，高齢者におけるめまい・平衡障害は，転倒のリスクファクターの一つである[2]．そのため，近年，前庭リハビリテーションについても注目されている[3]．本稿では平衡覚の加齢とアンチエイジングおよび COVID-19 が影響した活動低下について概説する．

年齢別によるめまい症状

厚生労働省により国民生活基礎調査における健康調査が毎年行われており（2020 年はコロナ禍のため中止），2019 年の調査のうち[4]，めまいの有訴者についてだけ年齢別にグラフにしてみると，めまい有訴者数は 40 代にもピークがあるが，65 歳以後で 20%を超えており，めまい症状は高齢者に高い割合でみられることがわかる（図 1）．海外の報告においても，70 歳を超えると 30%，80 歳を超えると 50%で，めまいにより日常生活における活動が制限されているとされる[5][6]．

平衡系の加齢性変化

1．加齢による末梢前庭系の形態学・機能的変化

半規管や耳石器などの前庭受容器も加齢とともに変性することが知られており，いくつもの総説

---

* Taki Masakatsu，〒602-8566 京都府京都市上京区河原町通広小路上る梶井町 465　京都府立医科大学耳鼻咽喉科・頭頸部外科，講師

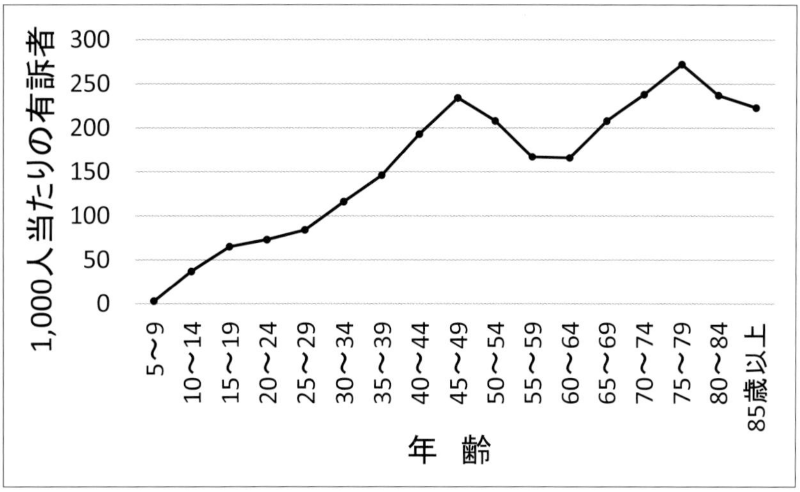

図 1.
年齢別のめまい有訴者数
(文献 4, 厚生労働省により国民生活基礎調査における健康調査(令和元年)のめまいについてのデータより構成)

がある[2)7)~11)]. 加齢に伴う変性と萎縮は耳石, 有毛細胞から前庭神経まで前庭器全体に及ぶ[7)]. ヒトの剖検例では, 多くの報告で, 耳石器平衡斑よりも半規管膨大部のほうが加齢による有毛細胞の数の減少が有意にみられるとされ[12)~15)], 特に70~95歳の間で耳石器平衡斑では20~25%減少, 半規管膨大部では40%減少する[14)15)]. 前庭有毛細胞には Ⅰ型, Ⅱ型があるが, Ⅰ型有毛細胞はⅡ型有毛細胞よりも加齢による減少率が著しい[14)]. 耳石も加齢性変化を受け, 耳石の数・体積の減少および耳石の形状変化を生じ, 特に卵形嚢の耳石よりも球形嚢の耳石のほうがそうした変化が大きい[16)~18)]. 神経節細胞も加齢の影響を受け, 30~60歳の間で徐々に細胞数が減少していく[19)]. 有毛細胞の変性は神経節細胞の変性に先行するとされる[20)]. 前庭神経も40%線維が減少する[21)]. 前庭神経核においても細胞数の減少や変性がみられる. 前庭神経核の中でも加齢により下行核, 外側核, 内側核は細胞数が有意に減少するが, 上核では細胞数減少はみられず, 変性も少ない. 上核は前庭動眼反射の中心部であり, 加齢によらず保たれていることから, 一側前庭障害からの前庭代償が加齢の影響を受けない理由とされる[22)].

2. 加齢による機能的変化

　温度眼振検査(カロリックテスト)では, 加齢による変化はないとする報告が多い[23)24)]. 回転いすを用いた検討でも, 0.025~0.5 Hz までの低周波数の刺激では, 若者と高齢者で前庭動眼反射(vestibulo-ocular reflex；VOR)のゲインに差は

ない[25)]. これに対し, 高周波数刺激の video head impulse test(vHIT)の検討では, 79歳まではVORゲインが正常(=1.0)だが, 80歳以上で−0.012/年の率で徐々に低下し, 79歳以下と比べ80歳以上でVORゲインが0.8未満になる率が約8倍となる(オッズ比 =7.79)としている[26)]. head impulse の頭部回転速度との関係では, 若年者でも刺激速度が上がるとゲインは低下するが, 70歳を超えると速度の上昇とともにVORゲインはより低下する. また, 70歳を超えると有意にcatch-up saccade が増加する[27)].

　耳石器の加齢変化については, 球形嚢機能の評価に用いられる cervical vestibular evoked myogenic potentials(cVEMP)と卵形嚢機能の評価に用いられる ocular vestibular evoked myogenic potentials(oVEMP)についての報告がある. 両者とも加齢とともに, 振幅, 潜時, 閾値への影響の報告があり, 影響を受ける開始年齢は報告により50~60歳とまちまちだが[9)10)], 半規管よりも加齢の影響が早い. Agrawal らの報告ではcVEMPの振幅は30歳以後加齢とともに低下するが, oVEMPの振幅は49歳まで一定で, 50歳以上で低下するとしている[28)].

　以上より, 一般に耳石の減少で説明されるが, 耳石器は半規管よりも早く加齢の影響を受けやすく, 耳石器の加齢現象が, 高齢者のめまい・平衡障害の一因と考えられる[2)]. しかし, これらの検査は前庭器の加齢だけでなく, 前庭代償, 感覚, 運動器の影響も受ける. 高齢者の個人差も大きい.

表 1. Presby-vestibulopathy（和訳案：加齢性平衡障害）の診断基準（バラニー学会）

A．3ヶ月以上続く慢性の前庭症状で，次のうち少なくとも2つを認める.
   1．姿勢のアンバランスあるいは不安定感
   2．歩行障害
   3．慢性の浮動感
   4．繰り返す転倒
B．以下のうち少なくとも1つを満たす，軽度の両側前庭機能低下を認める.
   1．ビデオヘッドインパルス検査における前庭動眼反射の利得が両側とも0.6〜0.83
   2．振子様回転検査（0.1Hz，最大角速度50〜60度／秒）における前庭動眼反射の利得が0.1〜0.3
   3．冷温交互による温度眼振検査の最大緩徐相速度の一側の和（冷＋温）が6〜25度／秒
C．60歳以上
D．他の疾患で説明できない

（文献37，38より）

したがって，加齢による平衡障害を正確に把握するには複数の検査を組み合わせる必要がある[9].

3．視覚の加齢による影響

加齢による眼の調節力低下は老眼として自覚される．白内障，緑内障，加齢黄斑変性は加齢性眼疾患の代表的なものである．糖尿病網膜症，網膜色素変性症，網脈絡膜萎縮なども増加する[29].　視機能のみならず，眼球運動も加齢の影響を受ける．水平性サッケードでは，加齢とともに潜時の延長やhypometria[30]，滑動性追跡眼球運動（smooth pursuit）でも若年者と比較し，高齢者はゲインが低下する[31][32].　視覚入力と平衡機能の関係を評価する検査の一つに重心動揺検査がある．若年者では開眼状態で視覚入力が得られるため，重心動揺が減少する．一方，高齢者では開眼での安定化の効果が十分でない．これは視覚機能の低下と中枢での統合機能が低下しているためと考えられている[33].

4．体性感覚の加齢による影響

体性感覚も加齢により変化を受け，高齢者における下肢の深部知覚，大腿四頭筋の筋力低下のふらつきとの関連が示されている[34].　開眼で下肢の体性感覚を遮断するラバー負荷重心動揺検査のスペクトル解析を行うと，0.1〜10Hzの成分では年齢とともに大きくなるが，特に75歳以上では0.1〜1.0Hzで影響が大きいなど年齢によって差がある[35].　Maitreらは閉眼，頸椎カラー，ラバー負荷，下肢の電気刺激，アキレス腱への振動，ガルバニック刺激を組み合わせた検討を行い，高齢者には固有知覚と筋・関節からの情報が姿勢保持に重要であるとしている[36].　平衡感覚を維持するうえで加齢に伴って，体性感覚入力に対する依存度が高まっていく可能性を示す結果と考えられる[2].

5．中枢系の加齢の影響

一般に，めまいや平衡失調があっても時間がたてば回復する．この現象を前庭代償と呼び，高齢者でも前庭代償は起こる．しかし，前庭神経核や小脳などにも加齢変化が生じるため，高齢者では前庭代償の完成に支障をきたしたり，時間がかかるようになる．大脳にも加齢変化が生じ，大脳白質の加齢変化の程度と体平衡や歩行の巧緻性との関連が示されている[2].

Presby-vestibulopathy（加齢性平衡障害）

加齢性変化による両側前庭機能低下からの平衡障害に対し，2019年にバラニー学会（国際平衡神経学会）でpresby-vestibulopathy（加齢性平衡障害）の診断基準が示された[37].　基本となる前庭症状は，3ヶ月以上続く慢性の姿勢のアンバランス，不安定感，浮動感，特に転倒を繰り返すことや歩行障害が特徴である．検査項目として両側の外側半規管の機能低下を客観的に証明することが求められている．vHIT，振り子様回転検査，温度眼振検査の少なくとも一つで正常範囲を超えるが，両側前庭機能障害の診断基準は満たさない範囲の異常を認めるものと提起されている．実際には末梢前庭障害だけでなく，視覚・体性感覚・中枢前庭系，運動器官の機能障害も合併し症状を呈している[38]（表1）.

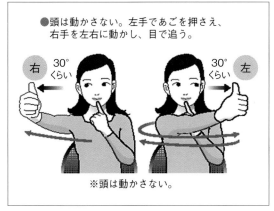

図 2. ゆっくり横
ゆっくり横に目線を動かしたときに，めまいが
するほうに推奨する座位または立位で行うリハ
ビリテーション
（文献 44 より）

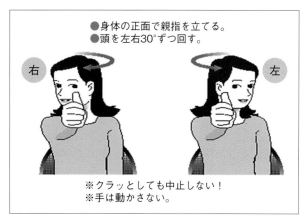

図 3. ふりかえる
人に呼ばれてふりかえるとき，車庫入れなど後方確認
にめまいがあるときの推奨リハビリテーション
（文献 44 より）

アンチエイジングとリハビリテーション

　加齢による平衡障害の予防法は確立しておら
ず，前庭リハビリテーションや運動療法などが行
われている．前庭リハビリテーションで多く行わ
れているものは，視線，前庭動眼反射，体性感覚
を鍛えるものである．本邦では，Brandt-Daroff
法[39]，北里大学方式[40]，岐阜大学方式[41]，信州大学
方式[42]などが行われてきたが，近年有名なものは
新井の前庭リハビリテーションである．詳しくは
総説[3)43)~45)]を参照していただきたい．代表的な 2
つのリハビリテーションを図 2，3 に示す[44)]．

　リハビリテーションの目的はめまい感やふらつ
きの改善だけでなく，めまいによる転倒防止もそ
の目的に含まれる．高齢者が歩行や立位を維持す
るためには前庭リハビリテーションだけでは改善
しない．加齢性平衡障害は前庭小脳を含めた中枢
神経加齢変化に加え，骨・関節・筋肉・神経の衰
えなど全身の体平衡機能低下が関係する．症状と
しては，立つ・歩くなどの動作が困難な運動器症
候群（ロコモティブシンドローム）の合併を認め，
要介護や寝たきりになる可能性があるので注意を
要する[43)]．厚生労働省研究班は，高齢者を要介護
の手前の生理的な活動性が著しく低下する前の状
態で医師が患者を見極め，改善するように提唱
し，この状態をフレイルと呼んでいる[3)43)45)~47)]．

　フレイルとは，加齢に伴う様々な機能変化や予備
能力低下によって健康障害に対する脆弱性が増加
した状態と理解される．フレイルは Frailty[46)]の日
本語訳で，「虚弱」の意味だが，単なる虚弱ではな
く，しかるべき介入により再び健常な状態に戻る
という可逆性が包含されている．フレイルには身
体的，精神心理的，社会的な要因がある[48)]．この
うち身体的フレイルの原因としてサルコペニア
（加齢に伴う筋肉量の減少）[49)]の関与が注目されて
いる．ヒトの筋肉量は 30 歳台から年間 1～2%ず
つ減少し，80 歳頃までに約 30%の筋肉が失われ
る．高齢者においては筋肉量の減少がある一定レ
ベル以上に進行すると身体機能が低下し，ADL
低下，転倒，入院，死亡などのリスクが高まる[48)]．
加齢性平衡障害患者にはフレイルが併存し，加齢
性の筋萎縮は筋力低下と歩行速度の低下を産む．
したがって，前庭リハビリテーションでなくロコ
モ体操などを併用し，筋力低下を防ぐ努力が必要
である[43)]．

漢　方

　近年，高齢者めまい症例に対して耳鼻咽喉科医
からの漢方製剤と前庭リハビリテーションの併用
療法が報告されている[43)]．めまい・ふらつきに対
する漢方といえば五苓散などがよく用いられる
が，高齢者の場合，めまい症状だけをみるのでは

表 2. 高齢者フレイルに対する主な漢方の使用目標（証）

① **半夏白朮天麻湯**

比較的体力の低下した胃腸虚弱な人が，冷え症で，持続性のあまり激しくない頭痛，頭重感，めまいなどを訴える場合に用いる．

　1）悪心，嘔吐，食欲不振，全身倦怠感などを伴う場合

　2）腹部が軟弱で，心窩部に振水音を認める場合

② **補中益気湯**

比較的体力の低下した人が，全身倦怠感，食欲不振などを訴える場合に用いる．

　1）虚弱体質，結核症などの慢性疾患で上記症状を呈する場合

　2）術後，病後，産後，高齢者の虚弱（フレイル）などで衰弱している場合

　3）咳嗽，微熱，盗汗，動悸などを伴う場合

③ **人参養栄湯**

病後・術後あるいは慢性疾患，高齢者の虚弱（フレイル）などで疲労衰弱している場合に用いる．

　1）全身倦怠感，顔色不良，食欲不振などを伴う場合

　2）慢性疾患で，微熱，悪寒，咳嗽などを伴う場合

④ **真武湯**

新陳代謝が低下して体力虚弱な人で，全身倦怠感や四肢の冷感があり，下痢，腹痛などを訴える場合に用いる．

　1）本方の下痢は裏急後重（渋り腹）を伴わない

　2）めまい，身体動揺感，心悸亢進などを伴う場合

（文献 53 より）

なく，漢方製剤の処方にも体力低下やフレイルを念頭に置かねばならない．

　新井は，リハビリテーションと半夏白朮天麻湯との併用療法で，リハビリテーションとベタヒスチン併用療法と同等の有効性の他，65 歳以上の患者において，ベタヒスチン群よりも半夏白朮天麻湯群で重心動揺検査結果が改善されることを示している[50]．また，リハビリテーションと人参養栄湯との併用療法をフレイル群と非フレイル群で比較し，フレイル群では 6 か月間で非フレイル群の治療前と同等に Dizziness Handicap Inventory や Vissual Analog Scale などが改善し，65 歳以上群で 65 歳未満群より高い効果が確認されたとしている[51]．さらに，補中益気湯によるめまいに伴う精神症状の改善の報告もある[52]．補中益気湯は一般に虚弱体質，疲労倦怠，術後・高齢者のフレイルのための衰弱などに用いられる[53]．その他，真武湯の使用例も報告されている[54)~56)]．表 2 にそれぞれの使用目標（証）を記す．

COVID-19 とフレイル

　2020 年 1 月からの COVID-19 感染拡大は，特に高齢者において直接的な感染以外にも自粛生活長期化により身体活動・社会活動が大きく制限を受け，新たにフレイルとなる高齢者が増加した（コロナフレイル）．感染拡大前（2020 年 1 月）と比較して 1 回目の緊急事態宣言が発出された 2020 年 4 月時点で約 30％の身体活動量減少を認め[57]，2020 年 1 月時点でフレイルでなかった高齢者の 16％が 2021 年 1 月にフレイルとなった[58]．特に，独居かつ近隣住民との交流が少ない高齢者で顕著であった[59]．これまで以上に，場所や環境に依存せずに継続できるフレイル予防・介護予防戦略が求められる[60]．

　大沢らは，コロナ禍においても，自宅でも安全に実施できる運動の提供と生活指導を目的に「国立長寿医療研究センター在宅活動ガイド：NCGG-Home Exercise Program for Older People（HEPOP：ヒーポップ）2020)」一般高齢者向け基本運動・活動編[61]やその短縮版[62]（図 4）を発表している[63]．平衡障害に対するリハビリテーションは場所も要らず，一人で簡単に行える．執筆時は第 6 波のさなかで，現在も重症者・死者も増加中である．まだまだ集まってのリハビリテーションも難しいので，孤独にならないよう ICT の活用や，HEPOP なども参考に筋力低下をできるだけ防止し，COVID-19 に負けない体・精神の維持が必要である．

いつでもHEPOP　不活発予防パック

HEPOPの詳細は
こちらへ

筋トレ重点
10分コース

運動の注意点

1. できれば毎日，痛みがなく，無理のない範囲で運動してください.
2. 少しずつ，休みながら行ってください.
3. 運動時は息を止めずに自然な呼吸を心がけてください.

ストレッチ：太もものおもて伸ばし

股関節の手術を受けた方は実施しないでください

**左右
各30秒**

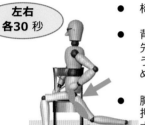

- 椅子に横向きに座る

- 背もたれ側の足のつま先と膝を前に出し，もう片方の足を後方に広めに開く

- 胸を張り，腰を前方に押し出し，後方の足の太ももの前面を伸ばす

背中や腰，膝に痛みのある方は無理しないで

つま先立ち

関節リウマチの方は実施しないでください

30回

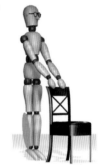

- ゆっくりと背伸びするように両足のかかとを上げて**3**秒止める

- ゆっくり下ろす

- テーブルや椅子，手すりを持って安全を確保してください

足の横上げ

**左右 30回
2セット**

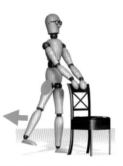

- 片方の足をゆっくりと真横に上げて，ゆっくりと足を下ろす

- テーブルや椅子，手すりを持って安全を確保してください

ツイスト

**左右 10回
2セット**

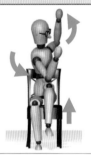

- 左のももを持ち上げ，右肘と左膝をくっつけるように体をひねる

腰や膝，背中に痛みがある方は無理のない範囲で

足で円を描く

**左右 10回
2セット**

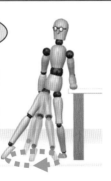

- つま先で床に円を描くように足を動かす

- テーブルや椅子，手すりを持って安全を確保してください

モンキー・ウォーク

**3 m
10回**

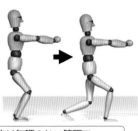

- 腰を落として手を組んで前に上げる

- 腰を落としたままの姿勢でゆっくりと歩く

膝に痛みがある方は無理のない範囲で

©2020 国立研究開発法人 国立長寿医療研究センター

図 4. いつでも HEPOP 国立長寿医療研究センター在宅活動ガイド 2020 短縮版の一例
（不活発予防パック筋トレ重点 10 分コースより）
（文献 62 より）

文 献

1) 総務省：統計トピックス NO. 129 統計からみた我が国の高齢者—「敬老の日」にちなんで—. https://www.stat.go.jp/data/topics/pdf/topics129.pdf

2) 肥塚 泉：アンチエイジングへの挑戦 平衡覚. 日耳鼻会報, **121**：753-760, 2018.

3) 新井基洋：慢性めまい治療の手札を増やす—前庭リハの選択と認知療法の導入—. 日耳鼻会報, **124**：86-94, 2021.

4) 令和元年国民生活基礎調査 有訴者の状況 第94表 総症状数-平均症状数, 年齢（5歳階級）・症状（複数回答）・性別. https://www.e-stat.go.jp

5) Jönsson R, Sixt E, Landahl S, et al：Prevalence of dizziness and vertigo in an urban elderly population. J Vestib Res, **14**：47-52, 2004.

6) Jahn K, Kressig RW, Bridenbaugh SA, et al：Dizziness and unstable gait in old age：etiology, diagnosis and treatment. Dtsch Arztebl Int, **112**：387-393, 2015.

7) 伊藤八次：加齢による変化とそのアンチエイジング 平衡覚. JOHNS, **23**：1551-1553, 2007.

8) 菅原一真, 山下裕司：平衡覚の加齢とアンチエイジング. アンチ・エイジング医学, **4**：621-624, 2008.

9) Zalewski CK：Aging of the human vestibular system. Semin Hear, **36**：175-196, 2015.

10) Ji L, Zhai S：Aging and the peripheral vestibular system. J Otol, **13**：138-140, 2018.

11) Paplou V, Schubert NMA, Pyott SJ：Age-Related changes in the cochlea and vestibule：shared patterns and processes. Front Neurosci, **15**：680856. doi：10.3389/fnins.2021.680856, 2021.

12) Rosenhall U：Degenerative patterns in the aging human vestibular neuro-epithelia. Acta Otolaryngol, **76**：208-220, 1973.

13) Anniko M：The aging vestibular hair cell. Am J Otolaryngol, **4**：151-160, 1983.

14) Merchant SN, Velazquez-Villasenor L, Tsuji K, et al：Temporal bone studies of the human peripheral vestibular system. Normative vestibular hair cell data. Ann Otol Rhinol Laryngol Suppl, **181**：3-13, 2000.

15) Rauch SD, Velazquez-Villasenor L, Dimitri PS, et al：Decreasing hair cell counts in aging humans. Ann N Y Acad Sci, **942**：220-227, 2001.

16) Igarashi M, Saito R, Mizukoshi K, et al：Otoconia in young and elderly persons：a temporal bone study. Acta Otolaryngol Suppl, **504**：26-29, 1993.

17) Walther LE, Westhofen M：Presbyvertigo-aging of otoconia and vestibular sensory cells. J Vestib Res, **17**：89-92, 2007.

18) Walther LE, Wenzel A, Buder J, et al：Detection of human utricular otoconia degeneration in vital specimen and implications for benign paroxysmal positional vertigo. Eur Arch Otorhinolaryngol, **271**：3133-3138, 2014.

19) Park JJ, Tang Y, Lopez I, et al：Age-related change in the number of neurons in the human vestibular ganglion. J Comp Neurol, **431**：437-443, 2001.

20) Richter E：Quantitative study of human Scarpa's ganglion and vestibular sensory epithelia. Acta Otolaryngol, **90**：199-208, 1980.

21) Bergström B：Morphology of the vestibular nerve. Ⅱ. The number of myelinated vestibular nerve fibers in man at various ages. Acta Otolaryngol, **76**：173-179, 1973.

22) Alvarez JC, Díaz C, Suárez C, et al：Aging and the human vestibular nuclei：morphometric analysis. Mech Ageing Dev, **114**：149-172, 2000.

23) Mallinson AI, Longridge NS：Caloric response does not decline with age. J Vestib Res, **14**：393-396, 2004.

24) Zapala DA, Olsholt KF, Lundy LB：A comparison of water and air caloric responses and their ability to distinguish between patients with normal and impaired ears. Ear Hear, **29**：585-600, 2008.

25) Chang NY, Hiss MM, Sanders MC, et al：Vestibular perception and the vestibulo-ocular reflex in young and older adults. Ear Hear, **35**：565-570, 2014.

26) Li C, Layman AJ, Geary R, et al：Epidemiology of vestibulo-ocular reflex function：data from the Baltimore Longitudinal Study of Aging. Otol Neurotol, **36**：267-272, 2015.
Summary vHIT と加齢との関係をグラフ化. vHIT は 80 歳以上で VOR ゲインが低下する.

27) Matiño-Soler E, Esteller-More E, Martin-Sanchez JC, et al：Normative data on angular vestibulo-ocular responses in the yaw axis measured using the video head impulse test. Otol Neurotol, **36**：466-471, 2015.

28) Agrawal Y, Zuniga MG, Davalos-Bichara M, et al：Decline in semicircular canal and otolith function with age. Otol Neurotol, **33**：832-839, 2012.
Summary cVEMP, oVEMP の加齢との関係をグラフ化. cVEMP は 30 歳以後徐々に, oVEMP は 50 歳以上で反応が低下する.

29) 北市伸義, 石田 晋：視覚のアンチエイジングとリハビリテーション. MB Med Reha, **124**：51-57, 2010.

30) Irving EL, Steinbach MJ, Lillakas L, et al：Horizontal saccade dynamics across the human life span. Invest Ophthalmol Vis Sci, **47**：2478-2484, 2006.

31) Sharpe JA, Sylvester TO：Effect of aging on horizontal smooth pursuit. Invest Ophthalmol Vis Sci, **17**：465-468, 1978.

32) Kanayama R, Nakamura T, Sano R, et al：Effect of aging on smooth pursuit eye movement. Acta Otolaryngol Suppl, **511**：131-134, 1994.

33) 中野博孝, 高橋正紘：加齢と揺らぎ. 耳喉頭頸, **70**：53-57, 1998.

34) Lord SR, Rogers MW, Howland A, et al：Lateral stability, sensorimotor function and falls in older people. J Am Geriatr Soc, **47**：1077-1081, 1999.

35) Fujimoto C, Egami N, Demura S, et al：The effect of aging on the center-of-pressure power spectrum in foam posturography. Neurosci Lett, **585**：92-97, 2015.

36) Maitre J, Gasnier Y, Bru N, et al：Discrepancy in the involution of the different neural loops with age. Eur J Appl Physiol, **113**：1821-1831, 2013.

37) Agrawal Y, Van de Berg R, Wuyts F, et al：Presbyvestibulopathy：Diagnostic criteria Consensus document of the classification committee of the Bárány Society. J Vestib Res, **29**：161-170, 2019.

38) 堀井 新：高齢めまい患者を診断する際のポイント 加齢性平衡障害の診断基準を中心に. 耳喉頭頸, **92**：416-420, 2020.

Summary 加齢性平衡障害(バラニー学会)の日本語訳・解説である.

39) Brandt T, Daroff RB：Physical therapy for benign paroxysmal positional vertigo. Arch Otolaryngol, **106**：484-485, 1980.

40) 徳増厚二：めまい・平衡障害のリハビリテーション. 耳喉頭頸, **61**：257-264, 1989.

41) 時田 喬：めまいの治療―平衡訓練―. 日耳鼻会報, **92**：1838-1839, 1989.

42) 田口喜一郎, 菊川正人, 石山哲也ほか：信大方式家庭内平衡訓練―身体の動揺の研究第30報. 耳鼻臨床, 補 **38**：1-6, 1990.

43) 新井基洋：めまいリハビリテーションと漢方薬の選択について. 日耳鼻会報, **120**：1401-1409, 2017.
Summary 慢性めまいに対し, フレイルを念頭に置いためまいリハビリテーションと漢方薬の併用で, めまいの改善を示している.

44) 新井基洋：平衡リハビリテーション療法の適応の可能性. MB ENT, **234**：107-111, 2019.

45) 新井基洋：めまい治療の最近の話題 めまい・平衡障害のリハビリテーション. 日耳鼻会報, **123**：307-314, 2020.

46) Fried LP, Tangen CM, Walston J, et al：Frailty in older adults：evidence for a phenotype. J Gerontol A Biol Sci Med Sci, **56**：M146-M156, 2001.

47) 厚生労働省：高齢者のフレイル予防事業. パンフレット「食べて元気にフレイル予防」. https://www.mhlw.go.jp/content/000620854.pdf

48) 荒井秀典：フレイルの意義. 日老医誌, **51**：497-501, 2014.

49) Rosenberg IH：Sarcopenia：origins and clinical relevance. J Nutr, **127**：990S-991S, 1997.

50) 新井基洋：外来集団リハビリテーションと漢方製剤の併用療法―半夏白朮天麻湯の有用性に関する検討(第一報)―. 漢方と最新治療, **24**：233-240, 2015.

51) 新井基洋：フレイルを合併した難治性めまい患者におけるめまいリハビリテーションと漢方併用療法の効果. 耳喉頭頸, **92**：89-98, 2020.

52) 新井基洋, 五島史行, 保坂 隆：めまい集団リハビリテーションと補中益気湯併用療法. 心身医, **52**：221-228, 2011.

53) 大塚恭男, 花輪壽彦(監)：ツムラ医療用漢方製剤一覧(ポケット判). 株式会社ツムラ, 2018.

54）犬飼賢也：ふらつきに対するアンチエイジング〜漢方薬と自己リハビリの併用療法の経験〜. Equilibrium Res, **78**：449, 2019.

55）安村佐都紀, 安田健二, 伏木宏彰：漢方薬が有効であった高齢者のめまい症例. Equilibrium Res, **78**：517, 2019.

56）呉　明美, 木村幸弘, 岡本昌之ほか：めまいに対する真武湯の効果の検討. Equilibrium Res, **79**：430, 2020.

57）Yamada M, Kimura Y, Ishiyama D, et al：Effect of the COVID-19 epidemic on physical activity in community-dwelling older adults in Japan：a cross-sectional online survey. J Nutr Health Aging, **24**：948-950, 2020.

58）Yamada M, Arai H：Does the COVID-19 pandemic robustly influence the incidence of frailty? Geriatr Gerontol Int, **21**：754-755, 2021.

59）Yamada M, Kimura Y, Ishiyama D, et al：Letter to the Editor：Recovery of physical activity among older Japanese adults since the first wave of the COVID-19 pandemic. J Nutr Health Aging, **24**：1036-1037, 2020.

60）山田　実：フレイル・サルコペニア　フレイルと介護予防. 医学のあゆみ, **279**：455-459, 2021.
Summary　コロナ禍で高齢者の活動低下のデータを示し, コロナフレイルに対し警鐘を鳴らしている.

61）NCGG-HEPOP2020 作成委員会：国立長寿医療研究センター在宅活動ガイド 2020　一般高齢者向け基本運動・活動編, 2020. https://www.ncgg.go.jp/hospital/guide/in-dex. html

62）NCGG-HEPOP2020 作成委員会：国立長寿医療研究センター在宅活動ガイド 2020 短縮版. https://www.ncgg.go.jp/hospital/guide/simple.html

63）大沢愛子, 前島伸一郎, 荒井秀典：コロナ禍における高齢者の特徴に配慮した運動指導. Geriat Med, **59**：995-998, 2021.

MB ENT, 274：25-32, 2022

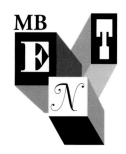

◆特集・みみ・はな・のど アンチエイジング

嗅覚の老化とアンチエイジング

三輪高喜*

Abstract 嗅覚も他の感覚と同様，加齢とともに低下する．嗅覚の加齢に伴う病理学的変化として，嗅上皮における嗅神経細胞の減少が挙げられ，さらに嗅覚中枢である嗅球，眼窩前頭皮質などの体積減少も報告されている．嗅覚が他の感覚と異なるのは，本人が自身のその低下に気づきにくいことである．嗅覚の低下は生活の潤いを損なうのみならず，ガス漏れや煙に気づかない，食品の腐敗に気づかないなど，日常生活に危険をもたらす．さらに，嗅覚低下はアルツハイマー病など認知症の初期症状であるとともに，フレイル・サルコペニアとも関連し，フレイルサイクルを形成し，最終的に生存率の低下を招く．嗅覚低下の予防にはリスクファクターの回避が欠かせない．定期的な運動や決められたにおいを毎日嗅ぐ嗅覚刺激療法（トレーニング）も，嗅覚低下の予防には有効とされている．日常的ににおいを意識して嗅ぐことは，嗅覚低下の気づきに繋がるとともに，嗅覚刺激療法も兼ねることになる．

Key words 嗅覚障害（olfactory dysfunction），加齢（aging），認知症（cognitive impairment），フレイル（frailty），サルコペニア（sarcopenia）

はじめに

他の感覚と同様，嗅覚も加齢とともに低下するが，視覚や聴覚と異なるのは，嗅覚の場合，その低下に自身が気づきにくいことである．日常生活における重要性が視覚，聴覚よりも低く思われがちではあるが，知らぬが仏で済まされないことも多々あるため，耳鼻咽喉科医として知っておくべき事項を述べる．

嗅覚の受容・伝導と加齢に伴う組織学的変化

1．においの受容と伝導

においは鼻腔上後方に位置する嗅裂に存在する嗅粘膜の嗅神経細胞で受容される．嗅粘膜は粘液に覆われており，粘膜に付着したにおい分子は上皮表面に突出する嗅神経細胞の嗅線毛まで移動し，線毛膜上の受容体と結合することにより嗅神経細胞内で脱分極が発生する．嗅神経細胞内での

電位変化は軸索を伝わり頭蓋内に入り，嗅球で上位ニューロンに伝えられる．嗅球からは頭蓋内を前梨状皮質を経由し主に眼窩前頭皮質に投射されるが，海馬，扁桃体へ投射される経路も存在する．鼻入口部から嗅覚伝導路のいずれの部分での異常でも嗅覚障害は発生する．

2．嗅粘液の減少

嗅粘液は嗅粘膜固有層のボウマン腺で作られ，粘膜表面に分泌される．嗅粘液にはにおい結合タンパク質（odorant binding protein）と呼ばれるタンパク質が含まれ，におい分子を可溶化し嗅細胞の受容体まで移送させている．加齢に伴い嗅粘液が減少し，におい分子の嗅線毛表面の受容体への結合が減少することが動物を用いた研究で報告されている[1]．

3．嗅神経細胞の減少

嗅神経細胞は生涯にわたり変性脱落と新生を繰り返す特異な神経細胞である．しかし，加齢に伴

＊ Miwa Takaki，〒920-0293 石川県河北郡内灘町大学 1-1 金沢医科大学耳鼻咽喉科学，教授

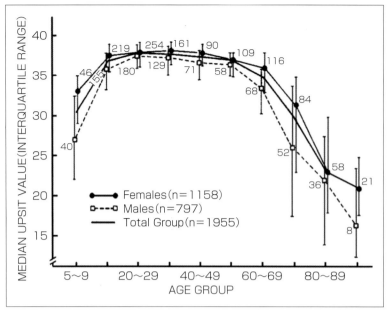

図 1.
嗅覚同定能の年代別，男女別変化
（文献 7 より）

いターンオーバーの低下により嗅神経細胞は減少
する[2]．嗅神経細胞は千万個の単位で存在するが，
嗅神経細胞の減少は頭髪の減少と同様に個人差が
ある．嗅神経細胞の軸索は前頭蓋底の篩板に存在
する小孔を通過して頭蓋内に侵入するが，その小
孔の数と直径が加齢に伴い減少することが報告さ
れており，間接的に嗅神経細胞が減少することを
表している[3]．

4．嗅覚中枢の加齢変化

健常者においてMRIを用いた研究により，加齢
に伴い嗅球および眼窩前頭皮質の体積が減少し，
その減少は嗅覚検査結果と有意な相関を認めるこ
とが報告されている[4][5]．また，認知機能の低下を
認めない高齢者を対象とした MRI と嗅覚同定検
査（UPSIT スコア）との比較研究により，右扁桃体
の体積と両側嗅周皮質および嗅内野の灰白質が
UPSIT スコアと有意な相関を示した．同時に，嗅
覚機能の低下は，MRI で示される中心後回の皮質
の厚さ，脳梁膨大部ならびに上縦束における異方
性（fractional anisotropy）と平均拡散レベルと有
意な相関を示した[6]．すなわち，加齢に伴う嗅覚
低下が，神経変性疾患の発症前の脳変性と関連す
ることを意味している．しかし，これらの嗅覚に
関連する脳領域の変化が，真に加齢に伴う変化で
あるのか，それとも嗅覚低下による二次的な変化
であるのかはわかっていない．

嗅覚の加齢変化とリスクファクター

Doty らは，嗅覚同定検査（University of Penn-
sylvania Smell Identification Test）による調査を
用いて年代ごとの嗅覚同定能を測定し，男性では
60 歳台から，女性では 70 歳台から嗅覚同定能が
低下し，すべての年代において男性よりも女性の
ほうが嗅覚が優れていることを報告した[7]（図1）．
本邦ではそのような大規模な調査は行われていな
いが，Saito らによるスティック型嗅覚同定器具
を用いた調査では，男女とも 50 歳台から嗅覚が低
下していると報告した[8]．

嗅覚障害の有病率に関しては，様々な国で大規
模調査が行われているが，報告により大きく異な
る．これは嗅覚の低下が本人にとって自覚されに
くいためであり，調査に際して嗅覚検査を行う場
合と行わない場合とで有病率に差が出るのであ
る．有病率に関する論文に対するメタアナリシス
によると，嗅覚検査を行った調査での有病率は
28.8％であるが，被検者の自覚のみに基づく調査
では 9.5％と有意に低く，対象年齢が 56 歳以上と
55 歳以下とでは，それぞれ 34.5％と 7.5％と大き
く異なっていると報告されている[9]．

リスクファクターに関してほとんどの大規模調
査で共通するのは，加齢と男性であることであ
る．それ以外のリスクファクターとしては，鼻副

鼻腔疾患の既往，糖尿病，動脈硬化などの生活習慣病の既往，喫煙が挙げられている[10)～13)].

嗅覚低下が及ぼす影響

1．認知症

　嗅覚機能の低下とアルツハイマー病（AD）など認知症との関連が指摘されて久しい．AD では発症早期あるいは軽度認知障害（MCI）の時点で嗅覚低下が出現する．MCI の時点で適切な医療介入を行うことにより，AD への進行を食い止めることが可能となり，寝たきりなど重篤な状況への進行を予防できるとされている．嗅覚障害に関しては，病理学的に一次嗅覚野である嗅内野皮質から神経原線維変化が生じることがその理由とされている[14)15)]．Wilson ら[16)]は認知機能低下のない高齢者に対する前向きコホート研究を行い，嗅覚同定能が平均以下の高齢者では，平均値以上の嗅覚機能を有する高齢者と比較して，5 年後に MCI となる確率が 50% 増加すると報告した．さらに，Devanand ら[17)]は，MCI 患者を対象とした前向きコホート研究により，以下の 5 つの指標の組み合わせを用いて MCI から AD への移行が高い確率で推測できると報告した．5 つの指標とは，① 嗅覚同定能，② 言語性記憶，③ 髄液アミロイド$\beta 42$，④ MRI による海馬と ⑤ 嗅内野皮質の容積である．これらの中で嗅覚同定能に関しては，健常対象者と AD に移行しなかった MCI 患者では事前の嗅覚同定能はそれぞれ 40 点中 34.8 点，33.2 点と正常であったのに対し，AD に移行した MCI 患者では，事前の嗅覚同定能が 25.8 点と低値であったと報告した．すなわち，嗅覚低下は MCI や AD を早期に発見できるバイオマーカーであり，MCI の時点で発見することにより，AD への進行を予防し，適切な介入により要介護への進行を防ぎ，健康な状態に戻すことが可能となる．一方で，高齢者の多くは自身の嗅覚が低下していることに気づいていない．そのため，高齢者の中から MCI，AD 予備軍をいかにして見つけ出すかが重要となる．われわれ日本人に馴染みの深い 12

種類のにおいで構成された嗅覚同定検査（Open Essence）を用いた研究では，健常高齢者，MCI 患者，AD 患者と進むにつれて嗅覚同定能は低下し，中でもカレー，メントールのにおいが三者の間に有意な差を認め，カレーのにおいがわからない健常高齢者はわずかであったが，MCI，AD と進むにつれて正解率が低下した．すなわち，カレーのにおいがわからなくなったら認知症を疑う必要がある．一つの手段としては，健康診断や人間ドックにこれらのにおいを用いた嗅覚検査を組み入れることが有用である．また，MRI 画像から早期 AD にみられる海馬，扁桃，嗅内野皮質の萎縮度を計測するための画像処理ソフトウェア VSRAD が開発されている[18)]．われわれの嗅覚外来では，原因不明の嗅覚障害で受診された患者に対して VSRAD を用い，異常値を認めた患者には認知症センターへの受診を促し，MCI，AD の発見と予防に役立てている．

2．フレイル・サルコペニア

　フレイルとは，加齢に伴い心身の活力が低下し，生活機能が障害され，心身の脆弱化が表れた状態である．フレイルは身体面，社会面，精神面と多次元にわたり，それらが悪循環を繰り返し，健康な状態から誤嚥性肺炎，認知症，関節障害などを招いた結果，寝たきりとなり，介護度を上げる要素となっている（図 2）．身体的フレイルはその中にさらに小サイクルを有し，食欲低下，摂食量の低下から低栄養状態を招き，そこにサルコペニアが加わることにより歩行障害や転倒が生じ，社会的フレイルをもたらす．社会的フレイルは閉じこもりや孤食，貧困，老老介護を含み，社会的フレイルが進むことにより，精神的フレイルすなわち抑うつ，意識低下，MCI の状態となりさらに身体的フレイルに繋がるという悪循環を描いている[19)]．フレイルの段階で悪循環を断ち切り，適切な介入により健康な状態に戻すことにより，要介護を防ぐことが可能になる．

　われわれは，嗅覚・味覚低下とフレイル・サルコペニアとの関係について，地域住民を対象とし

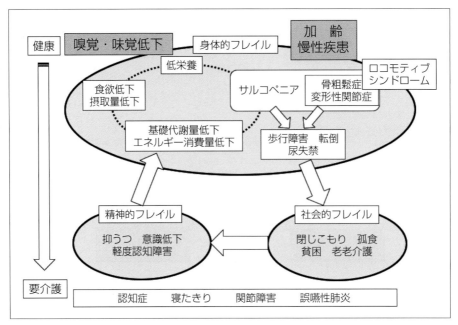

図 2. フレイルサイクル
（文献 19 をもとに作図）

た調査を行った．この調査では，食品摂取頻度，味わい，日常動作などに加え，嗅覚検査(Open Essence)，味覚検査(Taste Strips)と体力測定を行った．その結果，65歳以上の141人中，67%に嗅覚低下を，45%に味覚低下を有し，嗅覚，味覚の両方の低下を示す高齢者が31%存在した．一方，両障害とも認めない高齢者は19%であった．ここで興味深いのは，事前に行った日常のにおいアンケートでは，対象の80%以上が自分の嗅覚は低下しておらず，嗅覚正常の範囲を示したことである．また，被検者の38%がサルコペニア，前サルコペニアを示し，48%がフレイル，前フレイルを示した．サルコペニアと嗅覚の関連に関して，サルコペニアのない高齢者では嗅覚検査で57%に嗅覚低下を認めたのに対し，サルコペニア，前サルコペニアではそれぞれ92%，78%と高頻度で嗅覚障害を認めた．フレイル，前フレイルも同様であり，それぞれ89%，72%に嗅覚低下を認めた．また，体組成測定値と嗅覚低下との関連では，女性において嗅覚低下者では体脂肪が多く，体タンパク質量が少ないとの結果であった[17]．さらに，共分散構造分析により嗅覚低下，味覚低下からサルコペニアに繋がるモデル構築を検討したところ，嗅覚低下は味覚低下よりもより有意に「味

わい力」の低下をもたらし，「食欲」「おいしく食べる」「食べ物の味を感じる」「健康に向かう力」の低下により，「食に関する関心」の低下をきたし，「スポーツ」「散歩」「近所の人との会話」など「活動度」の低下をきたし，その結果，「フレイル指数」「握力」の低下をきたしてサルコペニアに繋がることが判明した（図3）．したがって，嗅覚の低下がフレイル・サルコペニアを招く一因であると結論した．

　また，嗅覚検査結果からフレイル・サルコペニアを見出すことができないか検討した．その結果，Open Essence の12種のにおいのうち，墨汁，みかん，カレー，メントールの4種の合計点数が，健常高齢者では平均2.64点であったのに対し，前フレイル，フレイルではそれぞれ2.00点，1.61点と有意に低く，材木，ひのき，焦げたニンニクの3種の合計が，健常高齢者では平均1.46点であったのに対し，前サルコペニア，サルコペニアでは0.98点，0.75点と有意に低かった．そこで，墨汁，みかん，カレー，メントールをフレイルサブセット，材木，ひのき，焦げたニンニクをサルコペニアサブセットとし，それぞれ2点以下，1点以下の場合に，フレイル・サルコペニアを疑う指標とした[20]．

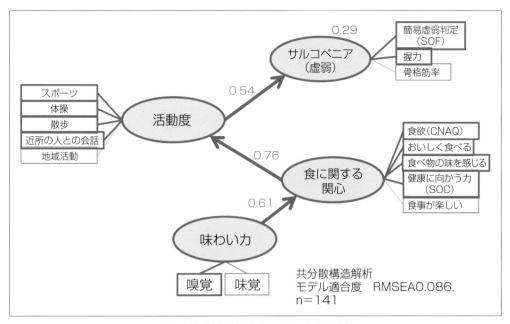

図 3. 嗅覚低下とサルコペニアの関連性

さらに，嗅覚・味覚低下からフレイル・サルコペニアに繋がるモデル構築より，フレイル・サルコペニアを回避する手だてを考察した．まず，食に対する関心を維持するため，食事をおいしく，楽しく食べる工夫が必要である．食べ物のおいしさを構成する要素の根本は，5つの基本味であるが，それに香りやコク，広がり，厚みが加わり「風味」が形成される．そこに食品の温度，硬さ，粘り，形状，色や光沢，さらに噛んだときの音が加わり「食味」が形成され，さらに雰囲気や温湿度などの環境，食習慣や文化などの食環境，健康状態や心理状態，生体環境などの環境要素が加わることによりおいしさは形成される．したがって，嗅覚や味覚の低下があったとしても，他の要素を加えることによっておいしく食べることが可能である．たとえば，食べ物の色合い，温度，歯ざわりなどにバリエーションを加える．また，活動度の低下予防には，適度な運動習慣が重要とされている．奇しくも週に3回以上の汗をかく程度の運動が嗅覚低下を予防するとの報告もあり[21]，運動は嗅覚低下にもフレイル・サルコペニアの予防にも効果がある．このようにしてサルコペニアを予防し，フレイルの回避をもたらすことができるものと思われる．

3. 死亡リスク

嗅覚低下が死亡リスクを高めるという報告がなされている．Pintoら[22]は，57歳以上の約3,000人のコホート調査により，嗅覚脱失者は正常者と比較して5年後の死亡率が4倍高くなり，嗅覚検査における不正解数の増加とともに5年後死亡率も増加したと報告した（図4）．そして，嗅覚脱失を有することによる死亡の危険度は，心不全，糖尿病，脳卒中，癌，慢性閉塞性肺疾患を有する対象よりも高いと報告した．Gopinathら[23]は，60歳以上の1,636人を対象としたコホートスタディにより，嗅覚正常な対象では5年後の死亡率が8.3%であったのに対し，嗅覚低下者では21.8%と有意に高く，死亡率が嗅覚障害の程度と相関したと報告した．また，Schubertら[24]は，聴覚，視覚，嗅覚のうち，いずれか1つに感覚障害があると全く障害のない対象と比較して15年後の生存率が低下し，複数の感覚障害があるとさらに生存率が低下すると報告した．そして，この論文では，視覚や聴覚と比較して，嗅覚が唯一，生存率低下の危険度を増しているとしている．さらにイタリアのLaudisioら[25]は，嗅覚障害はフレイルの増加と生存率の低下に関連し，それらがIL-6の増加と相関していることから，嗅覚障害によるフレイルと死

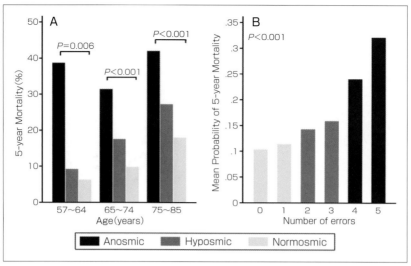

図 4. 嗅覚障害と 5 年後生存率の関係
（文献 22 を改変）

亡率増加に炎症が関与していることを示唆した．この研究報告では，高齢者の 52％がフレイル，プレフレイルを有しているとしており，筆者らの研究とほぼ同様の結果を示した．

嗅覚低下におけるアンチエイジング

これら嗅覚低下と認知症，フレイル・サルコペニア，生存率との関連を鑑み，嗅覚障害の治療あるいは嗅覚低下の予防により，認知症，フレイル・サルコペニアを予防し，健康寿命を延長できる可能性がみえてくる．嗅覚低下の予防策として最初に考えられるのは，嗅覚低下に対するリスクファクターの回避である．最大のリスクファクターである，加齢と男性であることは避けようもないが，それ以外のリスクファクター，すなわち鼻副鼻腔疾患，動脈硬化や糖尿病などの生活習慣病に関しては適切な治療と予防により回避する手段がある．また，喫煙も嗅覚低下のリスクファクターの一つであるが，禁煙活動の啓発が有用であろう．さらなる積極的な嗅覚低下の予防策として，前述の習慣的な運動が挙げられる．週に 3 回以上，汗をかく程度の運動をすることにより，10 年後の嗅覚低下の危険率が 0.73 と減少するのに対し，鼻副鼻腔疾患の有病者では 1.47，過去 5 年以内の喫煙者の危険率が 1.82 といずれも有意に上昇したことが報告されている．さらに，欧州を中心に嗅神経性嗅覚障害の治療として嗅覚トレーニングが用いられている．1 日 2 回，バラ，ユーカリ，クローブ，レモンのにおいをそれぞれ 10〜15 秒ずつ嗅ぐという方法である[26]．この方法を高齢者に 4 か月間行うことにより，嗅覚低下が予防されたとの letter が報告されている[27]．嗅覚の中枢経路として，海馬，扁桃が含まれており，においの刺激はこれらの部位も刺激している．したがって，恒常的なにおい刺激が，嗅覚低下を防止するとともに，認知機能の低下防止さらには認知症の治療にも効果を発揮するのではないかと想像を膨らませている．

おわりに

嗅覚は視覚や聴覚と比較して，その低下に気づきにくい感覚である．嗅覚の低下は，生活の潤いが損なわれるのみならず，ガス漏れや煙に気づかない，食品が腐っていても気づかないなど，様々な日常生活の危険度を増加させるとともに，認知機能および身体機能の低下に繋がり，ひいては生存率の低下を招くことが明らかになってきた．嗅覚は生活の質にも影響を及ぼすため，健常な嗅覚を保つことが単なる寿命の延長のみならず健康寿命の延長にも役立てられるものと思われる．そのためには常ににおいを意識して嗅ぐ生活習慣が大切である．

参考文献

1) Kondo K, Watanabe K, Sakamoto T, et al：Distribution and severity of spontaneous lesions in the neuroepithelium and Bowman's glands in mouse olfactory mucosa：age-related progression. Cell and Tissue Res, **335**：489-503, 2009.

2) Nakashima T, Kimmelman CP, Snow JB：Structure of human fetal and adult olfactory neuroepithelium. Arch Otolaryngol, **110**：641-646, 1984.

3) Kalmey JK, Thewissen JG, Dluzen DE：Age-related size reduction of foramina in the cribriform plate. Anat Rec, **251**：326-329, 1998.

4) Yousem DM, Geckle RJ, Bilker WB, et al：Olfactory bulb and tract and temporal lobe volumes. Normative data across decades. Ann N Y Acad Sci, **855**：546-555, 1998.

5) Shen J, Kassir MA, Wu J, et al：MR volumetric study of piriform-cortical amygdala and orbitofrontal cortices：the aging effect. PLoS One, **8**：e74526, 2013.

6) Segura B, Baggio HC, Solana E, et al：Neuroanatomical correlates of olfactory loss in normal aged subjects. Behav Brain Res, **246**：148-153, 2013.

7) Doty RL, Shaman P, Applebaum SL, et al：Smell identification ability：changes with age. Science, **226**：1441-1443, 1984.
   Summary 嗅覚同定能の年代別変化について嗅覚同定検査（UPSIT）を用いて測定した．女性は男性よりもすべての年代において嗅覚同定スコアが高く，男性では60歳台から，女性では70歳台から嗅覚同定能は低下する．

8) Saito S, Ayabe-Kanamura S, Takashima Y, et al：Development of a smell identification test using a novel stick-type odor presentation kit. Chem Senses, **31**：379-391, 2006.

9) Desiat VM, Levy DA, Byun YJ, et al：The prevalence of olfactory dysfunction in the general population：A systematic review and Meta-analysis. Am J Rhinol Allergy, **35**：195-205, 2021.
   Summary 嗅覚障害の有病率に関する調査論文のシステマティック・レビューとメタアナリシスを行った．嗅覚調査に合わせて嗅覚検査を行った調査と行わなかった調査では有病率に差

があり，前者のほうが有意に高かった．

10) Mullol J, Alobid I, Mariño-Sánchez F, et al：Furthering the understanding of olfaction, prevalence of loss of smell and risk factors：a population-based survey（OLFACAT study）. BMJ Open, **2**：e001256, 2012.

11) Brämerson A, Johansson L, Ek L, et al：Prevalence of olfactory dysfunction：the skövde population-based study. Laryngoscope, **114**：733-737, 2004.

12) Schubert CR, Cruickshanks KJ, Fischer ME, et al：Olfactory impairment in an adult population：The Beaver Dam Offspring Study. Chem Senses, **37**：325-334, 2012.

13) Lee WH, Wee JH, Kim DK, et al：Prevalence of subjective olfactory dysfunction and its risk factors：Korean national health and nutrition examination survey. PLoS One, **8**：e62725, 2013.

14) Braak H, Braak E：Neuropathological stageing of Alzheimer-related changes. Acta Neuropathol, **82**：239-259, 1991.

15) Mesholam RI, Moberg PJ, Mahr RN：Olfaction in neurodegenerative disease：a meta-analysis of olfactory functioning in Alzheimer's and Parkinson's diseases. Arch Neurol, **55**：84-90, 1998.

16) Wilson RS, Schneider JA, Arnold SE：Olfactory identification and incidence of mild cognitive impairment in older age. Arch Gen Psychiatry, **64**：802-808, 2007.
    Summary 嗅覚同定能の低下は5年後の軽度認知障害の発生率を1.5倍に増加させる．

17) Devanand DP, Liu X, Tabert MH, et al：Combining early markers strongly predicts conversion from mild cognitive impairment to Alzheimer's disease. Biol Psychiatry, **64**：871-879, 2008.
    Summary 嗅覚同定検査，言語性記憶，生活機能評価，MRIによる海馬と嗅内皮質の体積測定を組み合わせることにより，将来的なアルツハイマー病の発生の予知が高確率で可能となる．

18) 松田博史：アルツハイマー病の画像診断．日老医誌，**49**：425-430, 2012.

19) Fried LP, Tangen CM, Walston J, et al：Frailty in older adults：evidence for a phenotype. J

Gerontol A Biol Sci Med Sci, **56**：146-156, 2001.

20）Harita M, Miwa T, Shiga H, et al：Association of olfactory impairment with indexes of sarcopenia and frailty in community-dwelling older adults. Geriatr Gerontol Int, **19**：384-391, 2019.

21）Schubert CR, Cruickshanks KJ, Nondahl DM, et al：Association of exercise with lower long-term risk of olfactory impairment in older adults. JAMA Otolaryngol Head Neck Surg, **139**：1061-1066, 2013.

22）Pinto JM, Wroblewski KE, Kern DW, et al：Olfactory dysfunction predicts 5-year mortality in older adults. PLoS One, **9**：e107541, 2014.
Summary 嗅覚脱失は5年後の生存率が低下し，その危険度は心不全，糖尿病，脳卒中，癌，慢性閉塞性肺疾患を有する者よりも高い．

23）Gopinath B, Sue CM, Kifley A, et al：The association between olfactory impairment and total

mortality in older adults. J Gerontol A Biol Sci Med Sci, **67**：204-209, 2012.

24）Schubert CR, Fischer ME, Pinto AA, et al：Sensory Impairments and Risk of Mortality in Older Adults. J Gerontol Med Sci, **72**：710-715, 2016.

25）Laudisio A, Navarini L, Margiotta DPE, et al：The Association of Olfactory Dysfunction, Frailty, and Mortality Is Mediated by Inflammation：Results from the InCHIANTI Study. J Immunol Res, **20**：3128231, 2019.

26）Hummel T, Rissom K, Reden J, et al：Effects of olfactory training in patients with olfactory loss. Laryngoscope, **119**：496-499, 2009.

27）Schriever VA, Lehmann S, Prange J, et al：Preventing olfactory deterioration：olfactory training may be of help in older people. J Am Geriatr Soc, **62**：384-386, 2014.

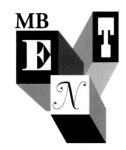

◆特集・みみ・はな・のど アンチエイジング

加齢性鼻漏とその対策

松根彰志*

Abstract 頑固な水様性鼻漏を主訴とする高齢者の診療では，鼻粘膜の加齢性変化による萎縮により，加齢性鼻漏を鑑別診断とすることが重要である．鼻腔の加温・加湿機能が低下することにより発症するため，アレルギー性鼻炎の治療薬やマクロライド療法は無効である．抗コリン薬を用いた加齢性鼻漏に対する治療ではコントロール群と有意差を認めずとの報告がある．温生食による鼻洗浄など鼻腔（粘膜）の加温加湿につながる生理的温熱療法が有効である．

Key words 加齢性鼻漏(old man's drip)，水様性鼻漏(watery nasal drip)，鼻粘膜萎縮(mucosal atrophy in nasal cavity)，温熱療法(hyperthermia therapy)，温生食鼻洗浄(nasal irrigation by warm saline)

はじめに

外来診療で，鼻症状でお困りの患者を診察していると，高齢者の一部に「頑固な（水様性）鼻漏」という訴えに出くわす．もちろん，まずはアレルギー性鼻炎や副鼻腔炎，感冒などによる鼻漏を疑い精査を進めることが基本ではある．しかし，高齢者の中には，既に多くの耳鼻咽喉科外来などを受診して，抗ヒスタミン薬や鼻噴霧用ステロイド，しばしばマクロライドなど種々の鼻炎や副鼻腔炎対策の薬剤をしかも長期に投与されていることも少なくない．そして，残念ながらそれらの効果は不十分で満足が得られていない．こうした例は古くから知られていて，欧米ではold man's drip(加齢または老人性鼻漏)と称されてきた[1]．

本稿では，加齢性鼻漏（以下，OD）について病態も含めて紹介し，診療の現場で役立つことを目的として対策（治療）を述べる．

ODとは（機序も含めて）

そもそもこの症状は，鼻粘膜におけるⅠ型アレルギー反応で生じているものではない．もちろん，local allergic rhinitis(LAR)[2]でもない．したがって，抗ヒスタミン薬，抗ロイコトリエン薬，鼻噴霧用ステロイドなどのアレルギー性鼻炎に対する治療薬は無効である．原因は，加齢による鼻粘膜の萎縮，鼻粘膜の加温機能や粘液線毛系機能の低下に基づくものである[3]．60歳を過ぎてくると鼻粘膜では加齢による萎縮が起こり始める．吸気は加温が不十分なまま鼻咽腔環境の温度を低下させる．いったん下気道に入った吸気は加温加湿されるが，呼気となって鼻咽腔を通過する際に呼気中の水分が粘膜上で凝集し水滴となり水性鼻漏化する．鼻粘膜の咽頭方向への粘液線毛機能の低下もあるため，水性鼻漏化した水滴は外鼻孔から滴下しやすくなる．これがODの機序と考えられている(表1)[3][4]．

ODの診断のためには，高齢者の水様性鼻漏の訴えに対して，本疾患を鑑別疾患の一つとして疑うことが重要である．さらに，OD診断のために参考となる経過や所見を表2に示す．

＊ Matsune Shoji, 〒211-8533 神奈川県川崎市中原区小杉町1-383 日本医科大学武蔵小杉病院耳鼻咽喉科，部長／日本医科大学耳鼻咽喉科学，教授

表 1. OD の発症機序

1. 加齢による，鼻粘膜の萎縮と加温・加湿機能の低下.
2. 吸気は十分加温されず鼻粘膜の温度が低下.
3. 下気道に達して，十分加温され湿度も上昇した状態となって呼気となる.
4. 呼気は，鼻腔内を通過する際に，加温不十分な鼻粘膜により冷やされる.
5. 呼気中の水分が鼻粘膜上で凝集する.
6. 水様性鼻漏が落ちてくる.

表 2. OD 診断の手がかり

1. アレルギー性鼻炎の既往や支持する検査データが存在しない.
2. アレルギー性鼻炎の薬物治療効果が乏しい水性鼻漏（のみ）の持続.
3. 画像検査で副鼻腔陰影を認めず，鼻甲介粘膜の萎縮傾向を認める（図 1-a）.
4. 鼻咽腔ファイバーで鼻粘膜の凹凸不正や萎縮を認める（図 1-b）.

OD の治療，対策

原因は加齢による鼻粘膜萎縮が引き起こす鼻腔（粘膜）温度の低下であるので，これを防ぐことが治療や対策となる．アレルギー性鼻炎の治療薬は効果が乏しい．また，自律神経系を介して鼻汁分泌を抑制することが期待される抗コリン薬の flutropium bromide（フルブロン®）を用いた二重盲検比較試験で，アレルギー性鼻炎，血管運動性鼻炎，鼻かぜでは有意に強く鼻汁分泌を抑制したが，OD ではコントロール群と有意差がなかった[5)6)].

当科外来では，薬物治療をいったん休止し，温生食（39～40℃）による鼻洗浄を1日2～3回，まずは1か月自宅で実施していただいている．足湯も簡単，安価で鼻粘膜の温度を上げる．足湯の「鼻粘膜温度上昇効果」と「加温・加湿機能の改善」については既に報告もみられる[7)]．こうした「温熱療法」で改善傾向がみられる場合，生活習慣とするよう指導している．マスクの使用により鼻内の加温が有効な場合もある．当科では経験がないが，粘膜血流量を増加させる手段（星状神経節ブロック，血流改善薬など）や，漢方薬の"冷え"に対する薬剤として有名な八味地黄丸，当帰芍薬散，桂枝茯苓丸などが有効との意見もある[3)6)].

症例提示（70 歳，女性）

【主　訴】 サラサラの鼻漏が急に落ちてくる
【既往歴】 30 年前に子宮筋腫摘出術
花粉症；なし，喘息やアトピー性皮膚炎；なし
【現病歴】 以前から，主訴を繰り返しており，風邪と思っていた．最近，数件の耳鼻咽喉科を受診し，抗ヒスタミン薬や鼻噴霧用ステロイドなどを処方されていたが，軽快せず．当科外来初診となった.

【検査結果】
鼻汁スメアー：好酸球陰性
採血；吸入抗原抗体価；ダニ，真菌，スギ・ヒノキ，イネ科，ブタクサなどすべて陰性
鼻副鼻腔 CT：副鼻腔炎なし．下鼻甲介に腫脹認めず．むしろ図1のごとく，表面凹凸不正の粘膜萎縮を認める.

【診断，治療と経過】 OD と診断した．手持ちのお薬は一度すべて休薬とした．そして，温生食による鼻洗浄を外来で指導し，必ず1日2～3回自宅で実施していただくこととした．マスク使用や足湯の話もして可能な限りの実施をお勧めした．1か月後再診された．明らかな症状の軽快を自覚しているとのことであった．この間，鼻洗浄は1日2～3回実施し，（鼻・口）マスクは外出時には着用したとのこと．足湯は時々ためしたとのことだった．以後も，これらの継続で様子をみていただくこととした.

まとめ

OD は，生理的な加齢に伴う鼻粘膜の萎縮により発症する．アレルギー性鼻炎に対する治療薬，マクロライド療法，抗コリン薬の投与などは無効である．まずは，薬物治療をすべて休止し，当科では，温生食による鼻洗浄など鼻腔内の加温加湿につながる生理的温熱療法を有効な対応策として推奨している.

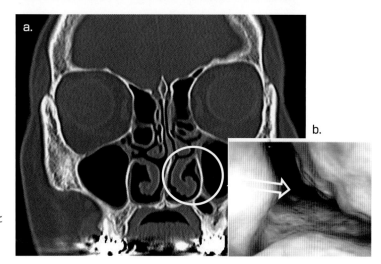

図 1.
加齢性鼻炎例の鼻副鼻腔 CT 画像(a)と
鼻咽腔ファイバー検査所見(b)

参考文献

1) Mackay IS：Perennial rhinitis.(ABC of Allergies)BMJ, **316**：917-920, 1998.
   Summary 'old man's drip' が通年性鼻炎全体の中で紹介されている.

2) Ishida M, Matsune S, Wakayama N, et al：Possibility of Local Allergic Rhinitis in Japan. Am J Rhinol Allergy, **34**(1)：26-34, 2020.
   Summary 本邦においても，採血では陰性であるが鼻粘膜局所でアレルギー反応を示す局所性のアレルギー性鼻炎が，スギ花粉，ダニを抗原としてあり得る．この疾患は local allergic rhinitis と呼ばれており，非アレルギー性鼻炎と紛らわしい.

3) 市村恵一：老人性疾患の予防と対策・老人性鼻漏．JOHNS, **28**：1352-1356, 2012.

4) 松根彰志：アレルギー性鼻炎の病態に基づく治療についての新しい話題(解説)．臨牀と研究, **94**：906-909, 2017.
   Summary 「老人性鼻漏」(加齢性鼻漏)，local allergic rhinitis, 舌下免疫を概要紹介している.

5) 奥田　稔，岡本途也，石井哲夫ほか：抗コリン剤 Ba 598 の鼻漏抑制効果　二重盲検群間比較法による検討(原著論文)．耳展, **29**(補 5)：391-411, 1986.
   Summary 抗コリン薬 flutropium bromide(フルブロン)を用いた二重盲検比較試験によると，老人性鼻漏(加齢性鼻漏)では，抗コリン薬を用いた群で，偽薬の群と比べて鼻漏の改善傾向はみられたものの，アレルギー性鼻炎，血管運動性鼻炎，急性鼻炎の場合のような有意な改善までは認められなかった.

6) 今吉正一郎：病態・疾患と自律神経　老人性鼻漏に自律神経は関与するか？　JOHNS, **31**：1031-1016, 2015.

7) Abbott DJ, Baroody FM, Naureckas E, et al：Elevation of nasal mucosal temperature increases the ability of the nose to warm and humidify air. Am J Rhinol, **15**：41-45, 2001.

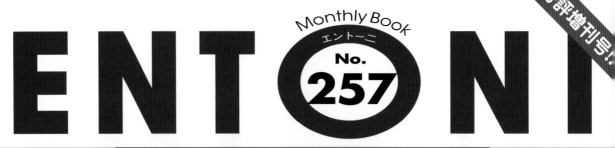

Monthly Book
エントーニ
ENTONI No. 257

好評増刊号!

2021年4月増刊号

みみ・はな・のどの 外来診療update

― 知っておきたい達人のコツ26 ―

■ 編集企画　市村恵一（東京みみ・はな・のどサージクリニック名誉院長）

MB ENTONI No. 257（2021 年 4 月増刊号）

178 頁，定価 5,940 円（本体 5,400 円+税）

日常の外来診療において遭遇する 26 のテーマを取り上げ，
達人が経験により会得してきたそれぞれのコツを伝授！

☆ CONTENTS ☆

全日本病院出版会　〒113-0033　東京都文京区本郷 3-16-4　Tel：03-5689-5989
www.zenniti.com　Fax：03-5689-8030

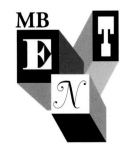

◆特集・みみ・はな・のど アンチエイジング
味覚の老化とアンチエイジング

任　智美*

Abstract　味覚の加齢性変化の見解は一様ではない．加齢性変化をきたす部位などは見解が分かれるところであるが，加齢に伴い味覚閾値は上昇し，味質によってその変化が異なることは一致してきている．味覚と食は切り離せず，味覚障害を診るうえで，受容体や中枢の加齢性変化だけでなく，食欲，嗅覚機能，消化機能，精神状態，歯科要因，など広義で考える必要がある．味覚障害の受診者数は高齢者に多い．当科の味覚障害患者の年齢を分けた原因別割合では，65歳以上では65歳未満と比較して薬剤性や口腔乾燥が有意に多く，外傷性・感冒後が少なかった．高齢者は，慢性疾患やそれに伴う薬の内服を漫然としていることが多く，背景を把握することは重要である．高齢者の味覚障害はフレイルと関連する可能性があり，オーラルフレイル，精神状態には特に留意する必要がある．治療は一般に原因疾患・薬剤の調整，亜鉛などの欠乏物質の補充，向精神薬の使用が多いが，漢方が有効な症例も多い．

Key words　フレイル（frailty），味覚障害（taste disorder），漢方（herbal medicine），味覚機能の加齢性変化（taste function by aging），亜鉛欠乏（zinc deficiency）

健常人における味覚の加齢性変化

　味覚の生理的な加齢性変化がどのように起こるかを知る必要があるが，見解は確立されていない部分も多い．多くの論文は低下しやすい味質に関して，様々な報告があるものの一様ではない．Inui-Yamamotoら[1]は，老齢ラットでは味の嗜好が変化し，濃い濃度の甘味，苦味，塩味，うま味物質を好んだと報告した．加齢により味覚感受性は低下し，味覚の老年性変化は存在すると結論づけたものの，鼓索神経の応答は各年齢群で有意な違いはみられなかったと報告した．また，Naru-kawaら[2]は行動分析において老齢化マウスでは苦味と塩味の感受性は低くなり，加齢により味質の選択的感受性の低下があることを示した．鼓索神経の応答は甘味と塩味で応答が増加したと報告している．

　健常人において何歳から有意に味覚機能が低下し始めるのかを検討した論文は多くはない．電気味覚検査において鼓索神経領域の閾値は，中里ら（n＝461）[3]は60歳台から，Fons（n＝80）[4]は40歳から，Pavlidisら（n＝156）[5]は60〜69歳の群でそれより若年の各群と比較して有意な上昇を認めたと報告している．Krarup（n＝140）[6]は直線的に味覚閾値の加齢性変化は起こるとしているが，中里ら[3]は，直線的に閾値は上昇するものではなく，少なくともある年齢層までは閾値の上昇がみられないロブストタイプであるとまとめている．ヒトを対象とした低下しやすい味質別の検討では一様な結果はみられてはいないが，甘味は保たれやすいとするものが多い．

　当科での鼓索神経領域における1,200例の健常者の電気味覚検査の閾値と濾紙ディスク法885例の閾値の性別，年代別変化を図1, 2に示す．過去の報告どおり，年齢が高くなるにつれ，閾値は高くなり，両者ともに50歳台から有意な閾値上昇が

＊ Nin Tomomi，〒663-8501 兵庫県西宮市武庫川町1-1　兵庫医科大学耳鼻咽喉科・頭頸部外科学，講師

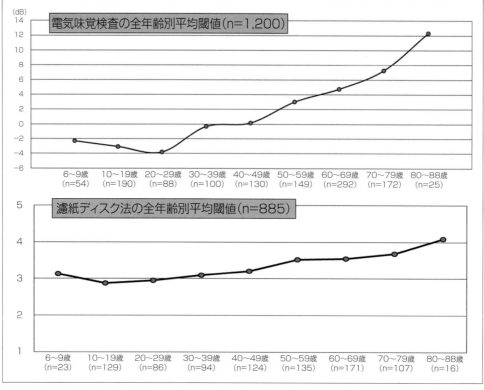

図 1. 鼓索神経領域における年齢別味覚平均閾値
電気味覚検査，濾紙ディスク法ともに加齢に伴い，閾値は上昇する傾向を示した
（文献 7 より引用）

みられている（図1）．濾紙ディスク法では甘味閾値が保たれる傾向にあった．また，女性のほうが閾値は低く，有意な変化が起こる50歳台よりその差は明らかとなる[7]（図2）．これらの結果より元来の性差なのか，料理などの習慣によるものなのかは，味覚のアンチエイジングを考えるうえでも興味深いところである．

　加齢性の味覚機能の変化の原因に関する報告はいくつか存在する．味蕾数に関する説としてArey ら[8]は減少するとしているが，一方，Arvidson[9]は有意な減少は認めないと報告している．Narukawa ら[2]は，高齢マウスで味蕾のターンオーバーの速度低下傾向が認められたものの，若齢マウスとの間に有意な差は認められなかったことにより加齢による味感受性の変化は末梢味覚器の機能低下によって導かれたものではないと結論づけている．Iannilli ら[10]も加齢による中枢応答の変化について報告している．さらに近年，味覚や摂食に関する様々なホルモンや口腔以外に存在す

る受容体なども発見されるなど基礎研究が飛躍的に進み，味覚の加齢性変化においてもより広く総合的にとらえる必要がでてきたと思われる．

味覚障害の疫学

　2019 年に日本口腔・咽頭科学会で行われた味覚障害診療に関する全国調査において，1990 年や2003 年より味覚障害受診者数は増加していた．また，年齢とともに受診者数は多くなり，70 歳台でもっとも多くなった（図 3-a）[11]．当科における性別，年齢別の味覚障害受診患者数のデータも全国調査結果と類似するものであり（図 3-b），受診者数は高齢に多いといえる．本邦は世界でもっとも高齢化のスピードが速い国の一つであり，2010 年に超高齢社会を迎えた．厚生労働省の将来推計では，今後も高齢化が進行するとされており，味覚障害診療のニーズも高まることが予想される．

　味覚障害における受診者数は，女性のほうが多く，この性差は日常で料理をする機会が多く，味

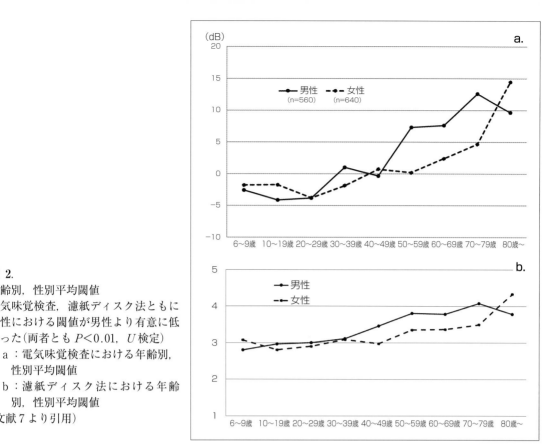

図 2.
年齢別，性別平均閾値
電気味覚検査，濾紙ディスク法ともに女性における閾値が男性より有意に低かった（両者とも $P < 0.01$，U 検定）
　a：電気味覚検査における年齢別，性別平均閾値
　b：濾紙ディスク法における年齢別，性別平均閾値
（文献 7 より引用）

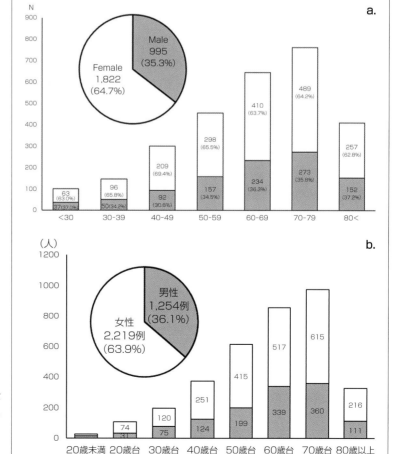

図 3.
味覚障害を訴えて医療機関を受診した患者の内訳
　a：2019 年に施行された全国調査の DATA（文献 11 より引用）
　b：当科の DATA

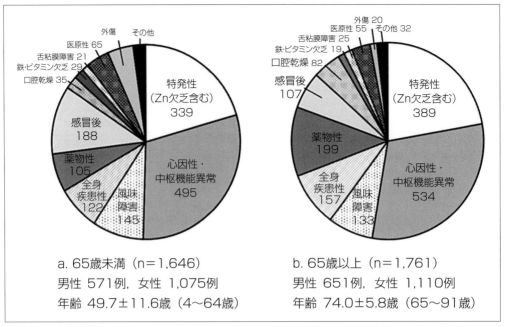

図 4. 味覚障害の原因別割合（1998〜2020 年，65 歳以上と未満とでの比較）

付けの際に気づいたり，家族から味付けの変化を指摘されたりすることで早期段階でも自覚しやすいためと考えられている．

味覚障害とフレイルの関係

近年，高齢者における心身の活力低下状態，いわゆる健康な状態と要介護状態の中間にあたる「フレイル」が重要視されるようになってきた．新型コロナウイルスが蔓延する前の 2017 年 3 月〜 2019 年 12 月までに味覚異常を訴えて当科味覚外来を受診した患者 261 例にパイロットスタディとして基本チェックリストや MNA-SF（Mini Nutritional Assessment Short Form）を用いてフレイル状態を調査した．過去に報告された地域の自立高齢者と比較してフレイルやプレフレイルの割合が有意に高く，また低栄養の恐れがある割合が多かった．フレイルの要因として，基本チェックリストでもっとも 1 年以内の要介護認定発生と関連する「全般」の項目では該当した割合は地域高齢者と変わりはなかったが，「鬱予防・支援」や「口腔機能」の項目では該当する例が有意に多くなった．また，厚生労働省が定める二次予防事業対象者の割合が一般地域高齢者より有意に多かった．味覚障害がフレイルの直接的要因としての傾向は明らかではなかったが，スコアを上げる要因にはなりえると考えている．近年，「精神心理的フレイル」や「オーラルフレイル」の概念が広まってきていることもあり，味覚障害例におけるフレイルの特徴として留意する必要があると考えられた．

高齢者の味覚障害の特徴

図 4 に 1998〜2020 年の当科の味覚障害の原因別割合（n＝3,403）を 65 歳未満と 65 歳以上に分けて示す．65 歳以上の群では薬物性，口腔乾燥が有意に多く，感冒後，外傷性が有意に少なかった（いずれも $P<0.001$，χ 二乗）．高齢者では高血圧，糖尿病など慢性疾患をもっていることが多く，長期にわたって多種類の薬剤を内服している傾向がある．降圧薬や血糖降下薬など多種類の薬剤で味覚障害が起こることが知られている．

加齢による唾液量低下や唾液構成成分の変化により口腔衛生状態の不良，触感の変化，味覚変化が惹起されることがある．また，歯牙欠損により義歯を装着する例が多いため，義歯の不慣れや不具合によりかみ合わせが悪くなる．咀嚼能が低下するとさらに食事時の唾液分泌量が減少し，味覚が鈍るように感じることから歯科との連携が必要な領域である．

高齢者では漠然と「おいしくない」と訴えることがあり，前述のように加齢による消化機能低下や代謝不良，歯科的不具合などの関与も考えられ，判断に困ることもあるが，加齢による嗅覚機能の変化にも留意する必要がある.「甘い，塩辛いなどはわかるが，素材の細やかな味，コーヒー，カレー味などの風味がわからない」「素材のうまみがわからない」と訴える場合は，主に嗅覚障害による風味障害を考えることも必要である. Deemsら[12]は，嗅覚低下 586 人中 433 人が味覚低下を訴えたが，実際味覚が低下していたのは 4% 未満であったと報告している. Miwa ら[13]の嗅覚障害の患者調査で，日常生活における頻度の高い支障として，「食事がおいしく食べられない（50%）」「料理の味付けに支障をきたす（46%）」と食事の味に関する回答がみられたとあるため，「味がわからない」には嗅覚検査も必要である.

認知症と味覚

味覚機能と認知症に関する報告は嗅覚と比較すると少なく，味覚閾値変化については一定の見解は得られていない. Steinbach ら[14]は電気味覚検査にて健常高齢者と比べて軽度認知障害（MCI），アルツハイマー病では有意に閾値上昇したと報告しているが，疾患群の両者間に有意な差はなかったとしている. 味覚検査は嗅覚検査と異なり，MCI とアルツハイマーを鑑別する手段にはならないと結論づけている. Cecchini ら[15]はパーキンソン病（PD）では塩味が有意に低下していたものの全口腔法では差は認めなかったとしている. また，電気味覚ではコントロール群と PD 群に差は認めなかったとの報告もあり，化学的味質の認知機能の低下が示唆されている[16]. 全国で広く使用されている電気味覚検査，濾紙ディスク法は，前者は定量的，後者は定性的でそれぞれ味覚の検知閾値，認知閾値を測定できる. Ogawa ら[17]はアルツハイマー患者において電気味覚検査では，年齢を調整した健常者と比較して有意差はなかったが，濾紙ディスク法では有意な低下を認めたと報告している. しかし，アルツハイマー病やパーキンソン病では嗅覚検査で低下がみられても，実際嗅覚症状を訴える患者は少ないのに対して，味覚では自覚していることが多いとされている[16].

高齢者における味覚障害の治療

以前，当科の検討において，改善した症例を対象に改善期間を検討したところ，65 歳未満と比較して 65 歳以上では有意に改善期間が長かった. しかし，味覚症状の改善率に有意な差がみられなかった[18]. 80 歳台の女性が味覚異常・食欲不振で食べることが難しく近医から胃瘻を勧められたが，治療にて 2 週間で改善がみられて食べられるようになった例なども存在することから，高齢者でも「年のせいだから治らない」と決めつけないことも大切である.

1. 亜鉛内服療法

当科の DATA では，原因が特定できない特発性味覚障害（亜鉛欠乏性含む）の割合には有意な差は認められなかったが，通常，血清亜鉛値は加齢に伴い低下する. 倉澤ら[19]は大規模な地域住民の疫学調査を行ったうえで亜鉛欠乏症を疑う症状として食欲不振と元気のなさを挙げている. 亜鉛が不足すると細胞分裂のターンオーバーが遅延することが確認されている. また，味蕾に発現が多い炭酸脱水素酵素の活性低下が報告されており，味覚神経の応答が低下するとされている[20].

原則，特発性，亜鉛欠乏性，薬剤性，感冒後，全身疾患性などの受容器障害には亜鉛内服療法を行う. 2013 年に厚生労働省所管の社会保険診療報酬支払基金よりポラプレジンクの味覚障害に対する適応外使用が認められ，酢酸亜鉛水和物が 2017 年 3 月に低亜鉛血症に対して保険適用が認められた. 亜鉛は毒性が低く，貯蔵蛋白が存在しないため，体内組織に貯留しにくく，通常の食事摂取ではまず過剰症を引き起こさない. しかし，薬剤やサプリメントを用いる場合，亜鉛の過剰投与は血清鉄値・銅値を低下させてしまうことより，定期的に採血をして至適量になるように調節する. ポ

ラプレジンク投与による血清亜鉛値の推移を調査したところ，投与開始1か月で血清亜鉛値は有意に上昇し，投与中止後1か月の時点では投与前の値に戻っていることが報告されている[21]．亜鉛内服療法は通常即効性はなく，3か月～半年は継続する必要がある．

2．亜鉛内服療法以外

鉄欠乏症例には鉄剤，ビタミン欠乏症例にはビタミン剤内服を，口腔乾燥症例では人工唾液，適応をみてニザチジン，塩酸セビメリンなどの唾液分泌促進薬を併用する．慢性の鉄欠乏から引き起こされる Plummer Vinson やビタミン B_{12} 欠乏・葉酸欠乏が原因の巨赤芽球性貧血から引き起こされる Hunter 舌炎[22]でも味覚障害は出現し，それぞれを補足することで速やかに改善する．

心因的要素が強い，または抑うつ状態の一症状として味覚異常を訴える場合は抗不安薬，抗うつ薬を使用する．比較的新しい抗うつ薬 NaSSA（ノルアドレナリン作動性・特異的セロトニン作動性抗うつ薬）であるミルザタピンも高齢者における食欲増進効果が期待されることから抑うつ状態を呈する高齢者に使用されることがある．ただし，依存や加療内服，ふらつき，眠気，認知力低下などの副作用に注意し，適宜増減を慎重に行い，止めるところまでフォローすることが必要となる．精神症状が前面に出ている場合，向精神薬が増量の傾向にある場合，また短期間で解決が難しい場合は精神科や心療内科へコンサルトする．

東洋医学の観点からみた「高齢者の味覚障害」

味覚異常に漢方が有効なことも多い．条文に記載されているものでも味覚障害に保険適用をもつエキス剤はないので，保険適用にあった症例に限られることになる．

高齢者の味覚障害は食欲不振にもつながり，東洋医学的にとらえると消化機能が減弱することによる脾胃の虚に加えてオーラルフレイル，いわゆる“口腔内の腎虚の状態”ととらえることができ，補気と補腎の適応と考えられる．加齢性症状にお

いて頻用される補腎剤の八味地黄丸は加齢性味覚異常にも効果を示すことが経験される．八味地黄丸は本来，中高年のアンチエイジング漢方として知られ，老齢者の排尿障害や下肢のしびれなどに頻用される．しかし，『万病回春』（八味丸）には「命門の火衰え，土を生ずること能わず，以て脾胃の虚寒を致し，飲食思ふこと少なく・・」，また『当荘庵家方口解』には「命門の真陽を直接補うことによって脾胃を温め，食が進む」と食欲に関する記載がある．胃の著しく虚弱ではない高齢者の味覚異常や食欲不振には適していると思われる．漢方は responder，no responder の存在や証の概念から単剤エキスの効果を検討するのは難しいが，当科での八味地黄丸を投与した特発性と思われた152例（平均74.9歳）の転帰を示す．後向きのため厳密とはいえず，また随証もある程度は判断していることからシンプルに単剤の効果を評価することは難しいものであるが参考にしていただければと思う．著効は，「単剤で治癒」「亜鉛内服療法や他の漢方に効果を示さず，本剤を追加して治癒」，など単剤として効果を感じることができたものである．有効は「単剤，または追加で改善するも治癒に至らない」「いったんは治癒したが再燃，反復した」例である．判定困難は，「内服期間が短い」「内服コンプライアンスが悪い」「来院せず」の例である．他剤を併用したため良好な治療過程ではあったものの本剤の効果と確定できなかったのが31例であったが，ほとんどが本剤に効果を感じて継続希望した．効果がなかった例では向精神薬が必要となる例が多く，漢方医学的には肝の疏泄作用を整えることが必要と考えられた[23]．

おわりに
—味覚障害のアンチエイジング—

味覚障害のアンチエイジングに関与した報告はほとんどみられない．味覚障害の予防という観点からは，前述のようにフレイルの傾向を考えると「精神の安定」「口腔機能の保持」は重要な項目と考える．また，適切な薬剤の調整，全身疾患の管

理やサプリメントなどを活用した微量元素，ビタミンなどの補充も考えるところである．味覚機能の維持というところでは，私見で健常者が対象であるが，受容器の変化のみならず中枢の応答変化も示唆されていることより，男女問わず，嗅覚・味覚を活用する料理などの家事を積極的に行い，意識的に感覚をフル活用する生活を送ってみるのはどうであろうか．

文　献

1) Inui-Yamamoto C, Yamamoto T, Ueda K, et al：Taste preference changes throughout different life stages in male rats. PLoS One, **12**：e0181650, 2017.
　Summary　老齢ラットは甘味，苦味，塩味，うま味の変化を示した．鼓索神経の味覚刺激に対する電気生理学反応の違いは有意ではなかった．

2) Narukawa M, Kurokawa A, Kohta R：Participation of the peripheral taste system in aging-depenent changes in taste sensitivity. Neuroscience, **358**：249-260, 2017.
　Summary　マウスでは塩味と苦味で加齢性変化がみられたが，末梢受容器の差はあまりみられず，中枢などの関与も示唆された．

3) 中里真帆子，遠藤荘平，冨田　寛ほか：電気味覚検査の加齢性変化について．日耳鼻会報，**98**：1140-1153, 1995.

4) Fons M：Psychophysical scaling of electric taste. Acta Otolaryngol, **69**：366-370, 1970.

5) Pavlidis P, Gouveris H, Anogeianaki A, et al：Age-related changes in Electrogustometry thresholds, tongue tip vascularization, density, and form of the fungiform papillae in humans. Chem Senses, **38**：35-43, 2013.

6) Krarup B：Electrogustometry：A method for clinical taste examinations. Acta Otolaryngol, **49**：294-305, 1958.

7) 任　智美，梅本匡則，西井智子ほか：健常人における舌前方の感覚機能　年代間の比較検討．口咽科，**33**：89-96, 2020.

8) Arey LB, Tremidine MJ, Monzingo FI：The numerical and topographical relations of taste buds to human circumvallate papillae throughout the life span. Anat Rec, **64**：9-25, 1935.

9) Arvidson K：Location and variation in number of taste buds in human fungiform papillae. Scand J Dent Res, **87**：435-442, 1979.

10) Iannilli E, Broy F, Kunz S：Age-related changes of gustatory function depend on alteration of neuronal circuits. J Neuro Res, **95**：1927-1936, 2017.
　Summary　味覚事象関連電位にて高齢者で異なる反応が得られ，味覚の加齢性変化は受容器だけではなく，中枢性変化の可能性が示唆された．

11) Nin T, Tanaka M, Nishida K, et al：A clinical survey on patients with taste disorders in Japan：A comparative study. Auris Nasus Larynx, doi：10.1016/j.anl.2022.01.002, 2022.
　Summary　味覚障害患者は増加しており，男女ともに70歳台にもっとも多い．それに伴い亜鉛内服療法が広まってきた．

12) Deems DA, Doty RL, Settle RG, et al：Smell and taste disorders, a study of 750 patients from the university of Pennsylvania smell and taste center. Arch Otolaryngol Head Neck Surg, **117**：519-528, 1991.

13) Miwa T, Furukawa M, Tsukatani T, et al：Impact of olfactory impairment on quality of life and disability. Arch Otolaryngol Head Neck Surg, **127**：497-503, 2001.

14) Steinbach S, Hundt W, Vaitl A, et al：Taste in mild cognitive impairment and Alzheimer's disease. J Neurol, **257**：238-246, 2010.

15) Cecchini MP, Osculati F, Ottaviani S, et al：Taste performance in Parkinson's disease. J Neural Transm, **121**：119-122, 2014.

16) Doty RL, Nsoesie MT, Chung I, et al：Taste function in early stage treated and untreated Parkinson's disease. J Neurol, **262**：547-557, 2014.

17) Ogawa T, Irikawa N, Yanagisawa D, et al：Taste detection and recognition thresholds in Japanese patients with Alzheimer-type dementi. ANL, **44**：168-173, 2017.

18) 岡　秀樹，任　智美，梅本匡則ほか：高齢者の味覚障害．口咽科，**23**：147-150, 2010

19) 倉澤隆平，久堀周治郎，上岡洋晴ほか：長野県北御牧村村民の血清亜鉛濃度の実態．Biomed Res Trace Elements, **16**：61-65, 2005.

20) Komai M, Goto T, Suzuki H, et al：Zinc defi-

ciency and taste dysfunction ; Contribution of carbonic anhydrase, a zinc-metallo-enzyme, to normal taste sensation. Bio Factors, **12**：65-70, 2000.

21）阪上雅史, 黒野祐一, 井之口　昭ほか：味覚障害患者に対する 24 週間の亜鉛内服治療における味覚機能検査と自覚症状の経時的推移および効果予測因子. 日耳鼻会報, **117**：1093-1101, 2014.

22）任　智美：診断に苦慮された Huntre 舌炎の1例. 耳鼻免疫アレルギー, **38**：9-12, 2020.

23）任　智美：漢方スッキリ方程式（第55回）　原因が特定できない味覚異常を主訴とする高齢患者. 日本医事新報, **5085**：14, 2021.

MB ENT, 274：45-50, 2022

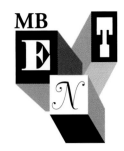

◆特集・みみ・はな・のど アンチエイジング

声の老化とアンチエイジング

山下 勝*

Abstract 本邦では超高齢社会を迎え，否応なく訪れるサルコペニアやフレイルに抗い，さらに健康寿命を延長することが望まれている．声の老化は声帯内の筋の体積減少に加え，粘膜内の細胞外マトリックスの性状変化による声帯構造の変化が主因と考えられる．しかし，このような声帯の器質的変化のみではなく，その他，分泌物の減少による粘膜表面の性状変化や呼吸筋の筋力低下，共鳴腔の変化による影響などについても無視することはできない．声のアンチエイジングを目指し，これまでにも様々なアプローチが用いられている．良好な声帯衛生環境の維持を心がける予防に加え，治療として音声治療，声帯内注入療法，さらには再生医学的アプローチについても検討が行われてきている．個々の症例に応じた適切な評価ならびに治療選択が望まれる．

　本稿では，声の老化メカニズムおよびアンチエイジングについて概説する．

Key words 声の加齢(presbylaryngis)，加齢性嗄声(geriatric dysphonia)，声帯萎縮(vocal fold atrophy)，声帯溝症(sulcus vocalis)，声のアンチエイジング(approaches for vocal anti-aging)

はじめに

　すべての生物は生まれたのちに徐々に老化し，やがて死に至る．この現実は決して避けることはできない．2021年時点の人口に対する高齢化率において，日本は世界一であり，今後も少子化，高齢者人口増加は継続し，2025年には65歳以上人口が30％に到達する見込みである[1]．今後も総人口の減少と高齢者率の増加のバランスを変えることはできない．しかし，高齢者の就業者数も増加しており，2020年時点で17年連続で増加し過去最多となっている[2]．高齢者の健康寿命の延伸は，若者の様々な負担軽減にも寄与すると考えられる．声においても老化は生じる．一般的に若いころの張りのある声は，発声環境の変化に伴い，徐々に「声がれ」として症状に現れる．

　そこで，本稿では声帯萎縮や声帯溝症といった声の老化がどのように生じるかについてのメカニズム，検査と診断，声のアンチエイジングを目指した手法や治療についてまとめる．

声の老化

1．メカニズム

　高齢者においては様々な事象が多発して生じることが多く，一方で個人差も大きいため声の老化に関する評価は時に困難である．

　主たる病態としては声帯萎縮と声帯溝症であるが，詳細な成因は不明である．声帯萎縮は声帯の容積の減少により発声時の声門間隙を生じるものであり，粘膜や筋あるいは両者の萎縮による．声帯溝症では声帯膜様部のほぼ全長にわたる前後方向の溝を認め，かつ嗄声の症状を訴えるものである．

　大きな要素としては，甲状披裂筋の老化，声帯粘膜の老化，喉頭環境の老化，呼吸筋の老化，共鳴腔の老化が考えられる．

　甲状披裂筋の老化は，四肢の筋肉と同様に加齢に伴い生じる．甲状披裂筋の緊張低下は声帯全体

* Yamashita Masaru，〒890-8520 鹿児島県鹿児島市桜ヶ丘8-35-1　鹿児島大学大学院医歯学総合研究科
　耳鼻咽喉科・頭頸部外科学分野，教授

の萎縮や声帯緊張の低下を生じ，音声は弱々しくなる．高齢者の甲状披裂筋では組織学的に断面積の縮小による筋萎縮，筋線維数の減少，筋線維径の増大が示されている[3][4]．また，加齢に伴い速筋が減少し，遅筋優位になる[5]とされ，このことも嗄声に寄与すると考えられる．

声帯粘膜の老化は，上皮の変化，粘膜固有層の変化によって生じる．声帯溝症の溝は重層扁平上皮内にあり，深さ0.2～0.4 mmで病層は粘膜固有層浅層までにとどまるとされる[6]．また，溝の底部では膠原線維が密であると報告されている[7]．粘膜固有層内には線維芽細胞が分布しているが，加齢に伴いその細胞数が減少し，機能も低下する．本来，線維芽細胞がヒアルロン酸やコラーゲンなどの細胞外マトリックスを生産し，自己や細胞間のクロストークのためのサイトカインや増殖因子も分泌しているが，加齢による機能低下により，ヒアルロン酸は減少し[8]，コラーゲンの正常な代謝が阻害されコラーゲン線維が規則正しく配列せず不整化し，線維化を生じて硬く変性することにより振動を妨げることとなる[9]～[10]．弓状変化した声帯においては男女ともに粘膜固有層が薄くなる傾向がみられる[11]，とされる．また，女性においては性ホルモンの影響を受け，粘膜固有層浅層の浮腫が生じやすいとされる[10][12][13]が，その程度には個人差も大きい．

喉頭環境の老化においてもっとも大きく影響するのは喉頭腺の機能低下であろう．皮膚の汗腺や唾液腺が加齢とともに機能低下するように，喉頭腺においても加齢に伴い分泌物の減少を生じる[14]．特に，会話時においては口呼吸となりやすく，長時間となると粘膜に保持していた水分の蒸発も生じやすくなり，嗄声という形で表出されることも多い．声帯粘膜の乾燥はこのように不規則な声帯振動を生じるのみでなく，外敵からの損傷に対しても脆弱となり，その機能の維持にも悪影響を与えるものと考えられる．その他の環境因子としては，喫煙，有害な粒子の吸入や胃酸の逆流による粘膜の直接的，あるいは活性酸素種などを

介した傷害などにも注意が必要である．

呼吸筋の老化は内・外肋間筋や横隔膜の筋力の低下，加齢による姿勢の変化などの影響を受け，肺活量や1秒量の低下により，声門下圧の低下や発声持続時間の低下を生じ，弱々しい発声や一息で話すことのできる語数の減少を生じる．加齢に伴う肺活量の低下では，男性では残気量や機能的残気量の影響が大きく，女性では全肺容量の減少が関与するとされている[15]．

共鳴腔も老化により変化する．口腔および咽頭の筋の萎縮，歯牙の喪失，Waldeyer咽頭輪の縮小などにより，発語の不明瞭化などを生じる．また，加齢による喉頭の下垂は第1フォルマントの低下を生じると考えられている[16][17]．

2．症状と診断

声帯萎縮，声帯溝症のいずれの疾患も主訴としては嗄声を訴えて来院するが，症状の個人差もさることながら，嗄声に対する考え方にも個人差が認められる．喉頭癌などの悪性腫瘍でなければよい，という人もいれば，嗄声は軽度であるにもかかわらず，日常生活や社会生活で困るとのことから積極的な治療を望む人もいる．もちろん，難聴者と同じように当該患者の社会活動性にも影響されるが，逆に発声に自信がないために社会活動を控えるような状況は改善していく必要がある．

診断には喉頭内視鏡による観察，ストロボスコピーやハイスピードカメラによる声帯振動の観察が行われる．聴覚心理的評価では気息性嗄声を主とするが，発声および代償様式により様々な成分を伴う．また，最長発声持続時間（MPT）の減少を認める．その他，音響分析，音声機能検査や呼吸機能検査も有効であるが，個人差の大きな嗄声の原因診断の根拠とすることは困難であり，主として治療評価などに用いられる．音響分析においてのサウンドスペクトログラムにおいての雑音成分の減少は患者への治療効果説明に有効である，との報告もある[18]．音声機能検査において，声域は加齢とともに減少し，一般的には男性では話声位は高く，女性では低くなる傾向を認める[19]．

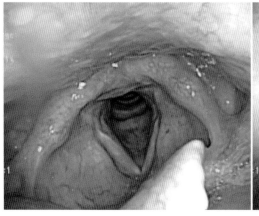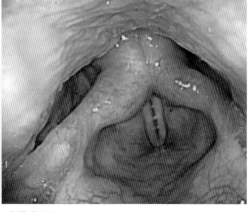

a│b　　　　　　　**図 1.** 女性の声帯萎縮例
　　　　　a：左声帯の萎縮が目立つ
　　　　　b：発声時には声門閉鎖不全と不規則な振動による白い泡沫形成(foaming)を認める

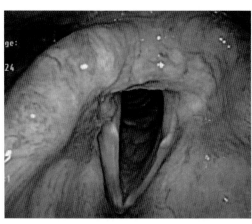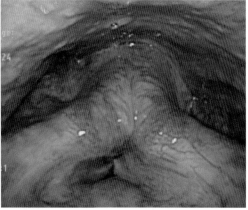

a│b　　　　　　　**図 2.** 男性の声帯溝症例
　　　　　a：左声帯に著明な溝を認め，膜様部中央付近に小さな赤色ポリープも認める
　　　　　b：発声時には仮声帯発声を生じている

　喉頭内視鏡検査やストロボスコピーにおいて，典型的な声帯萎縮例では左右の声帯の弓状変化を認め，発声時に左右の声帯が接触してできる声門間隙が，正常者に比して広くなる．図 1 に女性の声帯萎縮例の喉頭内視鏡所見を示す．左声帯の萎縮が目立ち，発声時には声門閉鎖不全を認める．また，不規則な振動のために白い泡沫形成(foaming)を認める．高度萎縮例では発声時も左右の声帯が接触せず大きな間隙を形成し，声門下が観察できることがある．

　声帯溝症では一般に声帯膜様部全長にわたる前後方向の筋状の溝を認める．溝を認めても症状が軽微な症例も存在する．図 2 は男性の声帯溝症例の喉頭内視鏡所見である．左声帯に著明な溝の形成を認め，膜様部中央付近に小さな赤色ポリープ

も認める．本例の発声時には仮声帯が過内転し，仮声帯発声となっているため声門が観察できない．主訴としては同じ嗄声であるが，悪い発声習慣を自己獲得した例であり，発声習慣の改善を含めた治療介入が必要である．

声のアンチエイジング

　アンチエイジングの方策としては，食，運動，環境が大きな柱となる．厳密な意味での加齢は止めることができないが，様々な外的ストレスからの適応力「レジリエンス」を強化することが老化の抑制につながると考えられる．全身ではフレイルを減らす試みや「長寿遺伝子」とされる「サーチュイン遺伝子」の活性化，活性酸素種を減らす試みなどが注目され，研究が進められている．

それでは，声に対してはどのようなアプローチがあるであろうか．まずは，予防的観点，次に治療的観点について述べる．

声の老化を起こしにくくする予防的アプローチとしては，声帯への傷害を減らし良好な声帯環境を維持する声の衛生(vocal hygiene)，ならびに呼吸筋や内・外喉頭筋には適度な負荷をかけることが必要である．具体的には，喫煙や有害な微粒子の吸入をやめることは前提となり，また胃酸逆流も抑制することが望まれる．肥満の抑制，炭酸やカフェインを含めた胃酸分泌を亢進させるものや香辛料の過剰摂取，過度の飲酒，食直後の臥床などは控えてもらう．水分は毎日 1.5 l を目標として摂取し，声帯を絶えず保湿しておくことが望ましい．嗄声のため，会話しなくなると廃用性変化も進行するため，朗読や歌唱は積極的に行うことが推奨される．また，生じた活性酸素種の傷害を減じるべく，抗酸化作用をもつ食事やサプリメントなどが声の老化予防に寄与する可能性がある．Mizuta らは加齢ラットにおいて強力な抗酸化薬であるアスタキサンチンを投与することにより，活性酸素の抑制とヒアルロン酸の維持ができることを示した[20]．また，活性酸素が上気道のアレルギー性炎症に関与していること[21]も示唆されているため，喉頭アレルギーも抗ヒスタミン薬などによりコントロールしておくことが望まれる．

治療のアプローチとしては，内服治療，音声治療，外科的治療が挙げられる．

胃酸逆流症状を伴うものにはプロトンポンプ阻害薬(PPI)の投与，PPI 無効例には六君子湯の処方[22]などが検討される．声帯萎縮，声帯溝症に対する内服治療として確立したものはないが，望月は補中益気湯を 3 か月以上投与した老人性嗄声群において，嗄声の自覚的 VAS スコアおよび MPT の有意な改善を認めたと報告している[23]．また，豊村らは保険適用ではないものの，ピロカルピン塩酸塩錠を投与した20例のうち，唾液増加を認めた群(N＝16)において自覚的音声評価法であるVHI-10 が有意に改善した[24]，と述べている．

音声治療として，古くは緊張を強化するプッシング法が試みられてきたが，現在では行われない．音声治療は軽症例において特に効果が期待できると考えられる．音声治療による声の増悪の可能性は低く，中等症以上であっても外科的治療の希望がない症例には音声治療を行うことができる環境が整っているのであれば行うべきと考える．呼吸法，共鳴を意識して声域の拡大，持久力の増強を目的に訓練を行う，Vocal Function Exercise (VFE)が有効であるとする報告が多く[25]～[27]，VFE を中心として複数の訓練プログラムを組み合わせることが多い．

外科的治療としては，声帯萎縮や声帯溝症を形態的に矯正する filler としての人工材料の声帯内注入術，声帯内自家脂肪注入術，自己筋膜組織の移植術，甲状軟骨形成術，再生医学的アプローチによる注入術などがある．

声帯内注入術に用いられる人工材料として，コラーゲン[28]，ヒアルロン酸[29]，リン酸カルシウムペースト[30]などが臨床に用いられている．アテロコラーゲンやヒアルロン酸は経時的な吸収が問題となり，一般的には反復投与が必要となる．経口的，あるいは経皮的に局所麻酔下に注入を行う．図3は局所麻酔下日帰り手術にて経口的に 3％ アテロコラーゲンを声帯内に注入している様子である．硬性鏡補助下に単独，あるいは助手に喉頭ファイバースコープ補助をさせながら行う．主として甲状披裂筋内への注入を行うが，粘膜の変形が存在する際は粘膜固有層内への少量注入による微調整も併施する．

田村らより自己由来の材料として自家脂肪を用いた声帯内注入術による声帯溝症の治療例が報告された[31]．自己の細胞由来であること，注入術であり高難度でないことから実施施設も増えている．この他，Tsunoda らは自家側頭筋膜の声帯ラインケ腔内移植による声帯萎縮の治療例を報告している[32]．

甲状軟骨形成術は高度の声門閉鎖不全を伴う例には有効である．局所麻酔下に音声をモニターし

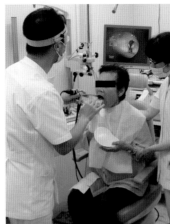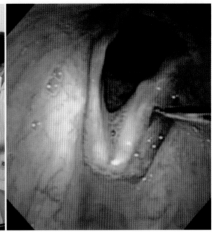

a | b

図 3.
a：硬性鏡を使用した両側声帯萎縮
例への局所麻酔下アテロコラーゲ
ン注入術の様子
b：左甲状披裂筋内へ注入中の喉頭
内視鏡所見

ながら，Ⅰ型またはⅠ＋Ⅲ型を施行する[33]．

　近年，再生医学的アプローチに基づく治療法が国内でも行われてきている．これまでの治療法とは概念が異なり，液性因子によって線維芽細胞の数の増加および機能の正常化を図ろうとする方法である．Hirano らによって，塩基性線維芽細胞増殖因子(bFGF)[34]や肝細胞増殖因子(HGF)[35]の声帯内投与について検討がなされてきた．いずれも線維芽細胞の増殖を促し，ヒアルロン酸産生およびコラーゲン分解酵素(MMP)産生を亢進させることにより，老化により萎縮や硬化を生じた声帯粘膜を再生させる作用があることがわかっている．特に，bFGF については臨床応用の段階に入り，今後の成果が期待されている．この再生医学の領域においては，国内外の研究者が鎬を削っており，今後，さらなる発展が期待される．

まとめ

　声の老化メカニズムならびにアンチエイジングについてまとめた．超高齢社会を迎えた本邦における高齢者の社会的活動の維持には，老化による機能障害を抑え，生じた障害をより良い状態へと改善させることが肝要である．感覚器や生命機能を絶えず扱っている耳鼻咽喉科・頭頸部外科医こそが，積極的に老化やアンチエイジングについて考え，高齢者の QOL 改善を目指すべきであると考える．そのためには病態の理解，診断と評価，治療法の選択が必要となる．

　抗加齢を目指した新たな研究も急速に行われている．健康寿命の延長のためにも，新しい手法についても理解を深め，「加齢性変化だから仕方ない」という発言の機会を徐々に減らしていきたいと考える．

文　献

1) Ⅰ　高齢者の人口：統計からみた我が国の高齢者．総務省統計局．令和3年9月19日．https://www.stat.go.jp/data/jinsui/index.html
2) Ⅱ　高齢者の就業：統計からみた我が国の高齢者．総務省統計局．令和3年9月19日．https://www.stat.go.jp/data/roudou/index.html
3) 佐藤公則，坂口伸治，栗田茂二朗ほか：高齢者喉頭の形態学的研究．喉頭，4：84-94, 1992.
4) 佐藤秩子，田内　久：ヒト声帯筋の加齢的変化についての微計測的研究．日老医誌，19：26-32, 1982.
5) Rodeno MT, Sanchez-Fernandez JM, Rivera-Pomar JM：Histochemical and morphometrical ageing changes in human vocal cord muscles. Acta Otolaryngol, 113：445-449, 1993.
6) 牛嶋達次郎：声帯溝症に対する音声外科的治療．平野　実(編)，音声外科における最新の進歩．医学教育出版社，1984.
7) 平野　実：音声外科の基礎と臨床．耳鼻，21：239-442, 1975.
8) Butler JE, Hammond TH, Gray SD：Gender-related differences of hyaluronic acid distribution in the human vocal fold. Laryngoscope, 111：913-920, 2000.
9) Ohno T, Hirano S, Rousseau B：Age-associated changes in the expression and deposition of vocal fold collagen and hyaluronan. Ann Otol Rhinol Laryngol, 118：735-741, 2009.
10) Hirano M, Kurita S, Sakaguchi A：Ageing of the vibratory tissue of human vocal folds. Acta Otolaryngol(Stockh), 107：428-433, 1989.

11) 佐藤公則, 坂口伸治, 平野 実：高齢者の弓状声帯の組織学的研究. 喉頭, **8**：11-14, 1996.
Summary 70〜104 歳の剖検例 64 例の組織学的研究. 声帯縁の弓状変化は男性で顕著, 声帯縁の弓状変化は粘膜固有層が薄くなることによる.

12) Honjo I, Isshiki N：Laryngoscopic and voice characteristics of aged persons. Arch Otolaryngol, **106**：149-150, 1980.

13) 平野 実, 坂口伸治, 栗田茂二朗：声帯粘膜の老化. 喉頭, **1**：31-35, 1989.

14) Tomita H, Nakashima T, Maeda A, et al：Age related changes in the distribution of laryngeal glands in the human adult larynx. Auris Nasus Larynx, **33**：289-294, 2006.

15) 高須昭彦, 竹内健二, 小森真由美ほか：声の老化—発声機能からみた老化と下気道—. 喉頭, **4**：95-104, 1992.
Summary 喉頭・胸部に異常のない男女 97 人について発声機能検査, 肺機能検査を実施. 年齢別に解析評価をした.

16) Linville SE：The sound of senescence. J Voice, **10**：190-200, 1996.

17) Linville SE, Rens J：Vocal tract resonance analysis of aging voice using long-term average spectra. J Voice, **15**：323-330, 2001.

18) 角田晃一：喉頭疾患 私はこう検査する 声帯瘢痕・溝症(1). JOHNS, **25**：552-555, 2009.

19) 西尾正輝, 新美成二：加齢に伴う話声位の変化. 音声言語医学, **46**：136-144, 2005.

20) Mizuta M, Hirano S, Hiwatashi N, et al：Effect of astaxanthin on age-associated changes of vocal folds in a rat model. Laryngoscope, **124**：E411-E417, 2014.

21) Russel PB, Crapo JD：Oxidative stress in allergic respiratory diseases. J Allergy Clin Immunol, **110**：349-356, 2002.

22) 渡嘉敷亮二, 中村一博：胃食道逆流症と嗄声・失声. JOHNS, **22**：599-602, 2006.

23) 望月隆一：耳鼻咽喉科漢方処方ベストマッチ—嗄声—. MB ENT, **185**：97-102, 2015.
Summary LPRDへのPPI無効例に六君子湯, 半夏瀉心湯の投与, ならびに老人性嗄声への補中益気湯の投与について紹介.

24) 豊村文將, 渡嘉敷亮二, 平松宏之ほか：高齢者における唾液分泌機能低下による音声障害に対するピロカルピン塩酸塩の効果. 喉頭, **25**：8-11, 2013.

25) 間藤翔悟, 宮本 真, 渡邉 格ほか：声帯萎縮に対する Vocal Function Exercise(VFE)の効果に関する研究. 音声言語医学, **59**：311-317, 2018.
Summary 高齢者声帯萎縮例 35 例に VFE を 8 週間実施. 種々のパラメータを比較し, 4 項目以上の改善を 54.3%に認めた.

26) 岩城 忍, 涌井絵美, 高橋美貴ほか：高齢者の音声障害に対する Vocal Function Exercises の有効性. 音声言語医学, **58**：152-158, 2017.

27) Kaneko M, Hirano S, Tateya I, et al：Multidimensional analysis on the effect of vocal function exercises on aged vocal fold atrophy. J Voice, **29**：638-644, 2015.

28) Ford CN, Bless DM：A preliminary study of injectable collagen in human vocal fold augmentation. Otolaryngol Head Neck Surg, **94**：104-122, 1986.

29) 楠山敏行, 森 有子, 宮本 真ほか：声門閉鎖不全に対する声帯内ヒアルロン酸注入術の治療経験. 喉頭, **20**：133-137, 2008.

30) 塩谷彰浩, 池田麻子, 冨藤雅之ほか：リン酸カルシウム骨ペースト(BIOPEX®)を用いた声帯内注入術. 喉頭, **16**：127-130, 2004.

31) 田村悦代, 北原 哲, 甲能直幸ほか：声帯内自家脂肪注入術. 音声言語医学, **41**：389-394, 2000.

32) Tsunoda K, Baer T, Niimi S：Autologous transplantation of fascia into the vocal fold：Long-term results of a new phonosurgical technique for glottal incompetence. Laryngoscope, **111**：453-457, 2001.

33) 土師知之, 大森孝一, 森 一功ほか：甲状軟骨形成術, 披裂軟骨内転術の成績. 耳鼻臨床, **83**：915-922, 1990.

34) Hirano S, Kishimoto Y, Suehiro A, et al：Regeneration of aged vocal fold：First human case treated with fibroblast growth factor. Laryngoscope, **118**：2254-2259, 2008.
Summary 63 歳, 声帯萎縮例への初のヒト bFGF 投与例の報告. 局所麻酔下に左側のみ投与し, 効果は 1 週間で出現し注入後 3 か月まで持続.

35) Hirano S, Kawamoto A, Tateya I, et al：A phase Ⅰ/Ⅱ exploratory clinical trial for intracordal injection of recombinant hepatocyte growth factor for vocal fold scar and sulcus. J Tissue Eng Regen Med, **12**：1031-1038, 2018.

MB ENT, 274 : 51-54, 2022

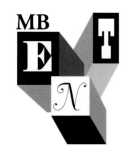

◆特集・みみ・はな・のど アンチエイジング

老嚥とアンチエイジング

熊井良彦*

Abstract 老嚥とは，すなわち摂食嚥下のフレイルであり，加齢に伴う嚥下予備能の生理的減退に，何らかの負荷が加わったときに初めて顕性化することもある．超高齢社会に至り，昨今死因の上位を占める誤嚥性肺炎への対策の一環として，老嚥に対する積極的予防策の確立は急務といえる．つまり，老嚥を早期に発見し，誤嚥性肺炎を予防することが，嚥下機能を維持するためにアンチエイジングの観点からも重要である．本稿では老嚥の定義とその主な原因についてこれまでの報告をもとに概説した．アンチエイジングの観点から，老嚥を摂食嚥下障害に移行させない予防が重要であり，そのためには，様々な嚥下訓練法と栄養療法を併せた老嚥悪化の予防策の確立とその強化が，超高齢社会における誤嚥性肺炎への対策として極めて重要である．

Key words 嚥下障害(dysphagia)，老嚥(presbyphagia)，誤嚥性肺炎(aspiration pneumonia)，フレイル(frail)，アンチエイジング(anti-aging)

はじめに

老嚥とは，健常な高齢者の，摂食嚥下および咀嚼機能の生理的老化による嚥下機能の低下，すなわち摂食嚥下のフレイルである[1]．加齢に伴う嚥下予備能の生理的減退に，何らかの負荷が加わったときに初めて顕性化することが一般的である[2]．超高齢社会に至り，昨今死因の上位を占める誤嚥性肺炎への対策の一環として，老嚥に対する積極的予防策の確立は急務といえる．つまり，老嚥を早期に発見し，誤嚥性肺炎を予防することが，嚥下機能を維持するためにアンチエイジングの観点からも重要である

本稿では，老嚥とは何か，また，その原因は何かを中心に，すでに報告されている老嚥に関する一般的知見を紹介し，アンチエイジングの観点からその具体的な予防策について言及する．特に，倉智の老嚥に関する総説[3]と杉山の老嚥のリハビリテーション栄養学に関する総説[4]を参考にした．

老嚥とは

健常高齢者における加齢による嚥下機能低下，つまり老人性の嚥下機能低下を略して老嚥と定義される．老嚥を英語で表記すると presbyphagia となるが，これは前半の presbys すなわち高齢者，老人という単語と後半の phagia すなわち嚥下という 2 つの単語の連結によりできた言葉である[5]．老嚥は，加齢のみに伴う摂食嚥下の虚弱すなわちフレイルであり，摂食嚥下障害と同義ではない[5][6]．ただし実際は，高齢者の嚥下機能の低下といっても，まったく健全だが，高齢者特有の病的意義のない身体的変化なのか，背景に嚥下機能を積極的に低下させ得る何らかの疾患が隠れているのかを，本人がその機能低下の自覚がない状態で，早期に判断することは極めて難しい．

老嚥の原因

口腔から咽頭を経て食道に至るまでの経路，つ

---

* Kumai Yoshihiko, 〒852-8501 長崎県長崎市坂本 1-7-1 長崎大学耳鼻咽喉科・頭頸部外科，教授

まり嚥下機能に直接関連する各器官が，加齢に伴い形態的・機能的変化をもたらすことが主な原因とされている[7]．一方で，食の楽しみを低減させる味覚や嗅覚の感度の低下，さらには呼吸筋筋力や肺の線毛運動など様々な呼吸機能の低下も嚥下運動および嚥下反射の惹起性を低下させる[8]．加齢に伴う嚥下関連筋の機能低下から，健全な嚥下に不可欠な喉頭挙上運動が障害されることも喉頭侵入や誤嚥を誘発する[9]．これらの呼吸と嚥下の緻密な連携自身が，加齢により乱れること，すなわち呼吸相と嚥下相のタイミングのずれ，さらには咳反射が低下すると，誤嚥を誘発しやすい[10]．他に，咽頭粘膜知覚鈍麻，口腔内乾燥，低栄養なども原因と指摘されている[3)4)7)11]．この老嚥の状態で誤嚥性肺炎を生じると，全身のフレイルから二次性サルコペニアを誘発しやすく，その結果，全身の筋肉と嚥下関連筋の双方のサルコペニアが進行する悪循環に至るリスクには十分注意を要する．この観点から全身の筋肉の萎縮，機能低下につながる活動性の著しく低下した生活スタイルや，認知機能低下による食事中の集中力の欠如，睡眠の質の低下など様々な要因により摂食嚥下に対する意欲が低下することも老嚥の原因と考えられている[3]．

加齢による嚥下動態の変化

　加齢が嚥下機能に与える全体的な影響の特徴として，嚥下運動の遂行速度が低下・鈍化するとの報告や，喉頭侵入の程度が増悪するとの報告がある[12]．これら以外に，加齢により舌圧低下，咽頭収縮や嚥下関連筋収縮能の低下による喉頭挙上能の低下，そして全身の予備能力の低下が生じる[5)6]．特に，咽頭期においては，加齢により，嚥下反射の惹起と声門閉鎖のタイミングが遅延したうえに，咽頭収縮力の低下に伴うクリアランスの悪化が相乗効果的に喉頭侵入や誤嚥の危険性を高める．さらには，加齢により輪状咽頭筋収縮能が低下すると，食道入口部開大機能低下・柔軟性の予備能低下により，咽頭から食道への通過障害に伴う咽頭クリアランスの悪化を生じ，やはり喉頭侵入と誤嚥のリスクを高める[9)10]．

老嚥から摂食嚥下障害への移行について

　前述のように，老嚥そのものは摂食嚥下障害ではないが，全身予備能力の低下に伴い咽頭クリアランスが低下すると，喉頭侵入や誤嚥を起こしやすい状況が自覚なしに生じている場合がある．この予備能力が低下している状態に疲労や上気道炎への罹患など，身体的なストレスが加わると，老嚥から摂食嚥下障害に移行してしまう危険が高まることがRobbinsらにより報告された[12]．彼らは負荷をかける目的で，NGチューブを健常者に挿入する研究を行い，高齢者の同様の患者との比較により，若年者よりも高齢者で，負荷を加えると喉頭侵入が増えることを示し，ストレスがかかる状態に高齢者は対処できないため誤嚥のリスクも高まることを明らかにした．つまり，予備能の少ない高齢者の身体に何らかのストレスがかかると，わずかに残された予備能力も失われ，高齢者はより喉頭侵入や誤嚥のリスクに直面することを意味している[3]（図1）．このように，加齢に伴う身体機能の低下に加えて高齢者に様々な負荷がかかると，老嚥から，摂食嚥下障害に移行し，さらに誤嚥に至ると誤嚥性肺炎を発症することになる．誤嚥性肺炎に至ると，日常の活動低下や栄養不良が顕在化し，それに伴って嚥下機能の低下がより進行するという悪循環に陥るため，高齢者の予備能力の乏しさを鑑みて，アンチエイジングの観点から，このような老嚥から摂食嚥下障害への移行を阻止する予防策が極めて重要である[3]．

老嚥に対する具体的対応

　老嚥は，加齢による嚥下機能低下である．したがって，あくまでも可逆的な衰えであり，その予備軍を含めた高齢者の老嚥の早期発見・早期対応による嚥下機能低下の予防が，すなわち高齢者の誤嚥性肺炎の予防としてもっとも重要といえる．老嚥はフレイルの一つと考えると，日々のわずか

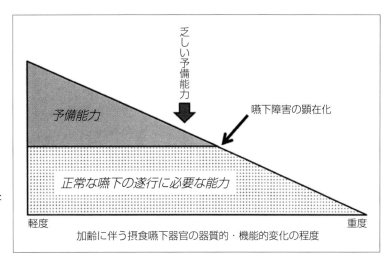

図 1.
加齢に伴う予備能力低下と嚥下障害
顕在化の関係
（文献 3，図 1 より転載）

図中テキスト：
乏しい予備能力
予備能力
嚥下障害の顕在化
正常な嚥下の遂行に必要な能力
軽度
重度
加齢に伴う摂食嚥下器官の器質的・機能的変化の程度

な負の変化の積み重ねにより進行するため，いつ・どこからが嚥下障害だと判断するのは困難であり，だからこそ，定期的で簡便な評価が重要となる[3)4)]．また，嚥下障害の患者を早期に発見できれば専門的な検査を実施できる医療機関へ紹介し，詳細な評価（嚥下造影検査や嚥下内視鏡検査）により早期に対策を講じることができる．そして，これらの詳細な嚥下機能評価から，管理栄養士による摂食状況に合わせたきめ細やかな食形態の調理指導や，とろみの調整の検討が可能となりメリットが大きい．

1．早期発見のための評価方法

もっとも推奨されている老嚥の評価方法はEating Assessment Tool（以下，EAT-10）とする報告が散見される[3)4)]．EAT-10 は米国で作成された嚥下障害のスクリーニング方法で，若林らにより翻訳され日本語版も作成されている．また，本邦でも原版と同じ 3 点をカットオフ値として，有効であることが検証されており[13)]，様々な状況下での嚥下スクリーニングへの活用が期待される[7)]．EAT-10 を使用する際に，開発者の「実施不可能な場合もしくは 3 点以上の場合」には，摂食嚥下機能に問題を認める可能性が高いと報告されており，また重度の嚥下障害患者よりも，症状はないが潜在的に嚥下障害に陥っている可能性がある老嚥から摂食嚥下障害に至っているかどうか微妙な嚥下障害患者のスクリーニングに有用であると報告されている[8)]．杉山の報告によると，老嚥がたくさん認められるだろう介護施設や在宅などの環

境では，嚥下スクリーニングを実施されていることは現状として少ない．そのような環境で嚥下評価を行うには，簡便で信頼性が求められるが，この評価方法は，その観点からも極めて有効だとしている[4)]．EAT-10 では，10 項目の質問のうち，0〜4 点の 5 段階評価の合計点が 3 点以上であれば老嚥を疑うことができると報告されている[7)]．本スクリーニング方法を活用し，早期に老嚥の状態を発見し，その後の老嚥から摂食嚥下障害に移行することを食い止めることが超高齢社会における対応として重要と考えられる．

2．老嚥悪化予防の具体策

1）嚥下関連筋の筋力増強訓練

① 嚥下関連筋強化訓練：シャキア法に代表される頭部挙上訓練は，喉頭挙上に重要な舌骨上筋群の強化に有効である．しかし，高齢のため実施困難な場合は，対象者の身体状況に応じて，嚥下おでこ体操をはじめとするより負荷の少ない変法が有用である[3)14)]．

② 舌抵抗訓練：舌の等尺性押しつけ訓練（舌先を口蓋に数秒押しつける運動を繰り返す）は，舌の筋力増大，舌の容量増加を達成することで，咽頭クリアランスの改善に役立つ．市販の舌圧測定装置を利用すると負荷量を微妙に調整でき，定量的な訓練や評価が可能となる[12)]．

③ 呼気筋トレーニング（expiratory muscle strength training；EMST）：EMST は呼吸機能，咳嗽力，さらには舌骨上筋群の活動を高め，嚥下機能を改善する運動訓練である．1 日 20 分，週 5

日，4週間のトレーニングで，パーキンソン病患者に舌骨と喉頭挙上の改善，誤嚥・喉頭侵入の軽減が認められたとの報告があり老嚥にも有効であると考えられている[15]．

④前舌保持嚥下：前舌保持嚥下法は舌根部と咽頭壁の接触を促すことを目的とした間接訓練（筋トレ）で，喉頭蓋谷におけるクリアランス改善効果があると考えられている．上記各種訓練法と同様に老嚥にも有効と考えられている[14]．

2）栄養管理

老嚥への対応策において，栄養面の考慮が大切であることを若林は報告した[7]．前述の様々な訓練法に加えて，栄養管理を伴わせてこそ，最大限の訓練効果を上げることにつながり，老嚥の進行を抑える具体策といえる．

結　語

老嚥の定義とその主な原因についてこれまでの報告をもとに概説した．高齢者に対しては些細なストレスが，老嚥を顕在化させる．アンチエイジングの観点から，老嚥を摂食嚥下障害に移行させない予防が重要であり，様々な訓練法と栄養療法を合わせての老嚥悪化の予防策の確立が超高齢社会における誤嚥性肺炎への対策として極めて重要である．

文　献

1）平野浩彦，細野　純（監）：実践！介護予防　口腔機能向上マニュアル：2-6．財団法人東京都高齢者研究福祉振興財団, 2006

2）若林秀隆（編）：リハビリテーション栄養 Q & A：42-43．中外医学社, 2013．

3）倉智雅子：老嚥（presbyphagia）．MB Med Reha, **212**：199-204, 2017．
Summary 老嚥の定義，原因，加齢との関連，リハビリテーションのポイントを実例を挙げてわかりやすく解説．

4）杉山佳子：予防的リハビリテーション栄養管理（フレイル・老嚥）．臨床栄養, **125**（4）, 2014.
Summary フレイルと老嚥に対する栄養管理の面からの評価方法，対処法をわかりやすく解説．

5）Dejaeger M, Liesenborghs C, Dejaeger E：Presbyphagia. Speyer R, et al（eds）：55-67, Seminars in Dysphagia. In Tech Open, 2015.

6）Nogueira D：Presbyphagia. Mankekar G（ed）：189-218, Swallowing-Physiology, Disorders, Diagnosis and Therapy. Springer India, 2015.

7）若林秀隆：嚥下障害とフレイルはこう関連する．Modern Physician, **35**：2015-2017, 2015.

8）飯島勝矢：フレイル予防のための多面的アプローチ：高齢期の食力から再考．Rog Med, **36**：1149-1155, 2016.

9）Logemann JA：Effects of aging on the swallowing mechanism. Otolaryngol Clin North Am, **23**：1045-1056, 1990.

10）Logemann JA, Pauloski BR, Rademaker AW, et al：Temporal and biomechanical characteristics of oropharyngeal swallow in younger and older men. J Speech Lang Hear Res, **43**：1264-1274, 2000.

11）Martin-Harris B, Brodsky MB, Michel Y, et al：Breathing and swallowing dynamics across the adult lifespan. Arch Otolaryngol Head Neck Surg, **131**：762-770, 2005.

12）Robbins J, Bridges AD, Taylor A：Oral, pharyngeal and esophageal motor function in aging. GI Motility online, doi：10.1038/gimo39, 2006. http://www.nature.com/gimo/contents/pt1/full/gimo39.html（accessed 2017 Jan 20）

13）若林秀隆，栢下　淳：摂食嚥下障害スクリーニング質問紙票 EAT-10 の日本語版作成と信頼性・妥当性の検証．静脈経腸栄養, **29**（3）：41-45, 2014.

14）日本摂食嚥下リハビリテーション学会医療検討委員会：訓練法のまとめ（2014 版）．日摂食嚥下リハ会誌, **18**：55-89, 2014.

15）Troche MS, Okun MS, Rosenbek JC, et al：Aspiration and swallowing in Parkinson disease and rehabilitaion with EMST：Arandomized trial. Neurology, **75**：1912-1919 2010.

MB ENT, 274：55-64, 2022

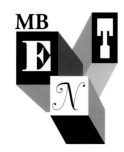

◆特集・みみ・はな・のど アンチエイジング
老化と咽喉頭逆流症

廣崎真柚[*1]　渡邊雄介[*2]

Abstract　老化により食道運動機能低下と食道裂孔ヘルニアをきたし，結果として胃食道逆流症(gastroesophageal reflux disease；GERD)を発症しやすいことが知られている．今後，高齢者の増えていく日本では，咽喉頭逆流症(laryngopharyngeal reflux disease；LPRD)の予防と治療は，耳鼻咽喉科医にとってますます重要になるといえる．軽度の LPRD であれば食事療法のみで改善するため，はじめに食事療法や生活指導を重点的に行うのがよい．薬物療法ではプロトンポンプ阻害薬(proton pump inhibitor；PPI)が第一選択薬として使用されているが，LPRD 患者の50％以上に認めるとされる非酸性・混合性逆流には効果が乏しく，PPI の効果が期待できない症例も多く存在する．その場合，アルギン酸塩が有効である可能性がある．24 時間下咽頭食道多チャンネルインピーダンス pH 検査(hypopharyngeal-esophageal multichannel intraluminal impedance-pH monitoring；HEMII-pH)は非酸性・混合性逆流の評価も可能であるため，HEMII-pH の結果に基づいて治療法を選択するのが望ましいが，現状ではあまり普及していない．

Key words　咽喉頭逆流症(laryngopharyngeal reflux disease；LPRD)，胃食道逆流症(gastroesophageal reflux disease；GERD)，食事療法(diet therapy)，プロトンポンプ阻害薬(proton pump inhibitor；PPI)，24 時間 pH モニタリング(24-hour pH monitoring)，24 時間下咽頭食道多チャンネルインピーダンス pH 検査(hypopharyngeal-esophageal multichannel intraluminal impedance-pH monitoring；HEMII-pH)

はじめに

　胃食道逆流症(gastroesophageal reflux disease；GERD)とは，胃内容物が下部食道括約部(lower esophageal sphincter；LES)の逆流防止機構を越えて食道から咽喉頭部に逆流するために誘発される疾患である．日本消化器病学会より診療ガイドラインが刊行されており，最近では2021年に改訂された[1]．GER に伴う咽喉頭領域の症状や炎症所見は咽喉頭逆流症(laryngopharyngeal reflux disease；LPRD)として扱われている．LPRD の主な症状は咽喉頭異常感，嗄声，咳嗽と，日々の診療で頻繁に遭遇する主訴であり，耳鼻咽喉科を受診する患者の 10～30％が LPRD の症状を呈しているとの報告もある[2]．しかしながら，十分な問診や検査がされずにLPRDの診断に至らず，不適切な治療が行われることも多い．また，加齢により GERD が生じやすくなることが知られており，超高齢社会である本邦では，健康寿命の延伸や医療費削減の観点から，GERD と LPRD の治療や予防が今後ますます重要になってくるといえる．そこで，本稿ではLPRD の病態，診断，治療・予防法や加齢との関係について，最近のトピックを交えて述べたいと思う．

*1 Hirosaki Mayu, 〒107-0052 東京都港区赤坂8-10-16　国際医療福祉大学東京ボイスセンター／〒980-8574 宮城県仙台市青葉区星陵町 1-1　東北大学耳鼻咽喉・頭頸部外科学教室
*2 Watanabe Yusuke, 国際医療福祉大学東京ボイスセンター，センター長

病　態

1．直接障害説と反射障害説

　LPRD の症状を引き起こす病態には，直接障害説と反射説の 2 つの説がある．直接障害説は，咽喉頭へ逆流した胃酸または胃内容物が粘膜障害を引き起こすとする説で，結果として咽喉頭異常感，咽頭痛，嗄声などが生じる．また，咽喉頭まで逆流した胃酸または胃内容物の microaspiration により気管・気管支粘膜が刺激され，咳嗽が生じる．一方で反射説は，下部食道への逆流が食道粘膜を刺激し，その結果として迷走神経を介する神経反射が起こり，咳嗽や咽喉頭異常感などの症状が生じるとする説である．

　直接障害説では，LES と上部食道括約部（upper esophageal sphincter；UES）の弛緩および運動障害が基礎にあると考えられている．症状を引き起こす因子としては，胃酸の逆流の回数や下咽頭まで逆流した 1 日の総合計時間などが重要な因子である．食道・下咽頭粘膜には胃酸に対しての防御機構が粘膜自体から分泌される粘液やアルカリ性である唾液の嚥下しかなく，十分な防御機構は存在しない．そのため，たとえ逆流の頻度が低くても粘膜が受ける障害は大きいと考えられる[3]．また，咽喉頭粘膜は食道粘膜と比べて酸などの刺激に対する抵抗力が弱いとされている．この結果，食道の粘膜障害や胸やけなどの自覚症状を認めない，つまり臨床的には GERD と診断されない LPRD も存在することが重要である．一方で反射説では，下部食道への逆流により反射的に UES が上昇するために咽頭違和感が誘発されるとの報告もある[4]が，その病態に関して詳細はわかっていない．

2．老化と LPRD

　GERD は高齢者に多い疾患である．その理由は，加齢による食道運動機能の低下と食道裂孔ヘルニアの発症により，食道内への酸逆流をきたしやすくなるためとされている．GERD の食道外症状である LPRD も高齢者に多くなると考えられ，

報告されている有病率にはばらつきがあるものの，嗄声を主訴に耳鼻咽喉科を受診した高齢者 175 人のうち，喉頭内視鏡で 91％ に LPR の所見を認めたとする報告もある[5]．また，本邦の高齢女性では脊椎後弯（亀背）の程度が大きいほど食道裂孔ヘルニアが大きくなるとの報告や[6]，脊椎後弯症の患者は対照群よりも LPRD 陽性率が有意に高いとの報告もある[7]．よって，加齢により脊椎の後弯が進むと，LPRD をきたしやすくなると考えられる．

　高齢者の GERD と LPRD の特徴としては，酸逆流は頻度・量ともに増加するものの，感覚神経の変性により症状を感じづらいため，症状に対して内視鏡的所見が重症である傾向がある．そのため，高齢者で LPRD を疑った場合には，積極的に内視鏡検査を検討する必要がある．また，本邦の LPRD 難治例は更年期以降の高年齢の女性に多いのが特徴であるため，高齢者女性では通常治療では症状を軽減させることが難しく，注意が必要である[3]．

診　断

1．臨床所見

　LPRD の主な症状は，咽喉頭異常感，嗄声，咳嗽，咽喉頭の過剰粘液である．これらの症状は報告にもよるが 70％ 以上の LPRD 患者に影響を与えているとされる[2]．一方で，LPRD の逆流エピソードは多くが液体ではなく気体によるものであるため，GERD の定型的症状である胸やけや呑酸を示す患者は 50％ 未満との報告もある[8][9]．また，喉頭内視鏡検査では咽喉頭部の発赤，浮腫，喉頭肉芽腫などを呈する．

　LPRD の診断に有用な指標として，2001 年に Belafsky らが開発した RSI（Reflux Symptom Index）と RFS（Reflux Finding Score）が広く用いられている[10][11]．RSI は LPRD でみられる 9 つの症状を 0〜5 点の 6 段階で評価する問診票で，14 以上が異常値とされる．RFS は喉頭内視鏡で LPRD に特徴的な 8 つの所見を評価する指標で，

表 1. LPRD と鑑別を要する疾患

〈食道・胃の疾患〉	〈上気道疾患〉	〈肺疾患〉
好酸球性食道炎	**感染症**	COPD
Zenker 憩室	慢性副鼻腔炎	喘息
強皮症	真菌症	
真菌性食道炎	反復性咽頭炎	〈精神神経系／心理学的病態〉
異所性胃粘膜	結核	ストレス，不安
新生物	**自己免疫性疾患**	うつ病
輪状咽頭痙攣	関節リウマチ	薬剤性
食道痙攣・LES の痙攣	シェーグレン症候群	
食道アカラシア	咽喉頭サルコイドーシス	
蠕動欠損	咽喉頭アミロイドーシス	
胃不全麻痺	咽喉頭肉芽腫	
	線維筋痛症	
	アレルギー	
	良性・悪性腫瘍	
	解剖学的異常	
	喉頭蓋奇形	
	舌扁桃肥大	
	口蓋垂肥大	
	外傷	
	喉頭外傷・骨折	
	気道粘膜の外傷	
	その他	
	痙攣性発声障害	
	喉頭神経障害	
	頸椎骨棘形成	
	薬剤誘発性・中毒性咽喉頭炎	
	老人性嗄声	
	甲状腺病変(腺腫，結節など)	
	抗コリン作用薬による口腔乾燥症	

（文献 2 の報告を一部改変）

8 以上が異常値とされる．しかし，RSI は症状の重症度のみで頻度を評価していない点，RFS は中下咽頭の紅斑，輪状後部の浮腫などの所見を含まないなどの欠点があり，その内部妥当性には疑問が残る[2]．

そこで開発された RSS(Reflux Symptom Score)は，症状の重症度と頻度を考慮し，逆流徴候の重症度を正確に表現した新しい臨床尺度で，RSI よりも統計的に優れた内部妥当性があるとされる．RSS＞13 は LPRD の診断において 95％の感度を示し，スクリーニングに有用である[12]．また，RSA(Reflux Sign Assessment)は口腔や中下咽頭の所見も含んだ指標であり，RFS に対する優越性が示されている[13]．

しかし，LPRD の症状や内視鏡所見は非特異的であり，確定診断には後述する pH モニタリングが必要である．

2．鑑別診断

LPRD と類似した症状をきたし，鑑別を要する疾患の例を表 1 に示す．食道・胃の疾患や上気道疾患，肺疾患や精神神経系の病態など多岐にわたる．問診や各種画像検査，血液検査などを行い，様々な鑑別診断のスクリーニングを行う必要がある．

3．検　査
1）pH モニタリング
① 24 時間食道内 pH モニタリング

食道内に pH の低い酸が逆流し滞留するのを測定する検査法である．電極は鼻腔から挿入し，LES の口側 5 cm に固定する．測定は通常の生活を送りながら行い，日誌にて食事，姿勢，睡眠の状態を記録し，症状があれば時刻とその内容を記入する．pH4 未満が 30 秒以上続く場合を酸逆流とする．1 日のうち pH4 未満を占める時間(酸逆

流時間)とその割合(酸逆流時間比),総逆流回数,5分以上の逆流回数,最長酸逆流時間などを酸逆流の指標とするが,中でも酸逆流時間と酸逆流時間比がもっとも重要な指標とされている.しかし,この方法ではpH4以上の非酸性逆流または混合性逆流を検出できないため,LPRDにおける感度は70~80%にとどまる[14][15].

② HEMII-pH

そこで近年,24時間下咽頭食道多チャンネルインピーダンスpH検査(hypopharyngeal-esophageal multichannel intraluminal impedance-pH monitoring;HEMII-pH)が開発された.これは食道内のpHとともにインピーダンスの変化により液体,固体,気体の動きを測定する検査である.下部食道,上部食道,下咽頭にそれぞれ2チャンネルずつインピーダンスチャンネルを配置したカテーテルを使用しており,インピーダンスの低下が下部食道に始まり下咽頭の一番頭側の電極へ逆行性に到達した逆流イベントをLPRと診断している[16].

HEMII-pHの登場により非酸性逆流や気体の逆流も検出できるようになり,LPRD患者の50%以上で非酸性または混合性の逆流をきたしていることが判明した[12][17].プロトンポンプ阻害薬(proton pump inhibitor;PPI)は非酸性または混合性逆流によるLPRDには効果が乏しい[18].よって,HEMII-pHはLPRDの初期診断およびPPI抵抗性の難治性LPRDの管理,治療に重要な役割を果たすといえる.

2)食道運動機能評価

高分解能食道内圧検査(high-resolution manometory;HRM)は,咽頭から胃まで1cm間隔で36個の圧センサーによってまんべんなく内圧を測定することができ,食道運動機能(嚥下の有無,食道体部の蠕動運動,UESとLESの収縮・弛緩)の評価が可能である.ただし,実際にはLPRD患者のうちHRMにおいてUES圧と弛緩の異常を認めるのは約1/3にすぎないという報告[19]や,食道蠕動波の軽微な異常が25%に認められたが健常

者にも33%に認める[20]という報告もあり,LPRと食道運動機能障害の関連は高くはないと考えられる.

3)生化学的検査

新しい非侵襲的なLPRDの検査として,気道粘膜または粘液中のペプシンを検出する方法がある.起床時,食後,エピソード後にペプシンの免疫組織学的分析を行う.最近のメタアナリシスでは,LPRDの診断における唾液中のペプシン濃度は感度と特異度がそれぞれ64%と68%で,検査として中等度の信頼性があると評価されている[21].しかし実際には,分析技術(ELISA,ウエスタンブロット,免疫組織化学)や診断閾値,検査のタイミングに依存するともいえ,検査の適切な活用法についてはさらなる検討が必要である[22].

また,LPRDの粘膜病変形成には,胃液に含まれるペプシンの他に,十二指腸から逆流したトリプシン,胆汁酸塩・胆汁酸なども関与する[23][24].これらの物質の活性が粘膜病変形成に寄与する病態生理学的メカニズムがさらに研究され,LPRD患者で高感度かつ特異的であることが示されれば,有用な生化学的検査が開発できる可能性がある.

4)診断的治療

臨床所見よりLPRDを疑った場合,pHモニタリングやHEMII-pHは侵襲的で耳鼻咽喉科医による評価が難しいなどの理由から,実際にはPPI投与による診断的治療を行うことが多い.PPIによる治療に関する詳細は後述する.

治療・予防法

1.生活指導

LPRDの予防や治療においてまず行うべきなのが,逆流を起こさないような食事の方法と内容,生活習慣の指導である.以下に詳細を述べる.

1)食事療法
① 食事方法について

胃を拡張させる過食や早食いを避けること,夕食の時間を早め就寝する3時間前は食事を控える

飲食物	想定されるメカニズム
酸性の飲食物 （トマト，レモン，柑橘類，酢の物など）	食道・咽喉頭粘膜への直接的刺激
炭酸飲料	胃の膨満／一時的な LES 弛緩
コーヒー	低 LES 圧／胃酸分泌亢進
アルコール	低 LES 圧／胃の運動性低下／胃酸分泌亢進／食道・咽喉頭粘膜への直接的刺激
チョコレート	低 LES 圧
ミント	食道・咽喉頭粘膜への直接的刺激
スパイシーな食品	食道・咽喉頭粘膜への直接的刺激
高脂肪食 （揚げ物，肉料理など）	低 LES 圧／胃の運動性低下
糖分の多い食物	低 LES 圧

（GERD 診療ガイドライン 2015，文献 40 の報告を一部改変）

こと，食後すぐに仰臥位にならないことを指導する．食事を少量ずつ頻回に分けてとることも有効である．このうち夜間症状発現者に対する遅い夕食の回避は，ランダム化比較試験（randomized controlled trial；RCT）で有効性が示されている[1]．

② 食事内容について

植物性タンパク質と加熱した野菜を多く含み，動物性脂肪の少ないアルカリ性のいわゆる「地中海食」は PPI と同等の効果があり，軽度～中等度の LPRD は食事療法だけで十分対処できるとの報告もある[25]．よって，十分な食事療法を行えば PPI 使用を回避できる可能性があることを念頭に置く必要がある．

LPRD を誘発する可能性がある飲食物とそのメカニズムを表 2 に示す．特に，チョコレートと炭酸飲料は，LES 圧を低下させるものとしてエビデンスレベルが高い．またアルコール，チョコレート，高脂肪食は，酸曝露時間を延長させるものとしてエビデンスレベルが高い[26]．LPRD の予防と治療のためには，これらの飲食物は控えたほうがよい．

2）その他

臥位・腹圧上昇時には容易に酸が逆流する．そのため，就寝時には上半身を高くし，前かがみの姿勢や大声を出すこと，腹部をきつくしめつける服装，腹圧のかかる運動を避ける．肥満は内臓脂肪により腹圧を上昇させるため，食事療法や運動療法などにより体重減少を促す．LES 圧を低下させる喫煙，カルシウム拮抗薬，キサンチン製剤，亜硝酸薬などの薬剤を避ける．右側臥位は LES 圧を低下させ，酸曝露時間を延長させるため避ける．胃酸分泌を亢進させるストレスや，逆流を誘発する呑気症などの不健康な生活様式を避ける．中でも喫煙と右側臥位は，LES 圧を低下させるものとしてエビデンスレベルが高い．喫煙，臥位，右側臥位は，酸曝露時間を延長させるものとしてエビデンスレベルが高い．また，実際に LES 圧を上昇させるエビデンスがあるのは左側臥位，酸曝露時間を減少させるエビデンスがあるのは体重減少とベッドの頭側挙上のみである[26]．このうち RCT で有効性が示されているのは，肥満者に対する減量，喫煙者に対する禁煙，就寝時の頭位挙上である[1]．

また，加齢による食道裂孔ヘルニアの発症を予防するためには，脊椎後弯の原因となる骨粗鬆症を予防することも重要と考えられる．すなわちカルシウム，ビタミン D などを含むバランスのよい食生活や適度な運動，日光浴や内服による治療で対応する．

2．薬物療法

生活指導で症状の改善を認めない場合は薬物療法を行う．LPRD の薬物療法は大きく 2 つの作用機序に分類される．逆流内容物の粘膜刺激性の抑制と，逆流現象自体の抑制である．前者は酸分泌を抑制する方法（PPI，ヒスタミン$_2$受容体拮抗薬（H$_2$ receptor antagonist；H$_2$RA））と，食道・咽喉頭粘膜を被覆して逆流内容物による刺激から保護する方法（アルギン酸塩など）がある．後者は主に消化管運動機能改善薬によって行われる．LPRD に対して本邦で用いられている代表的な薬剤につ

いて以下に述べる.

1）PPI

H+/K+ ATPase（プロトンポンプ）と共有結合することにより胃酸の分泌を減少させ，胃内容物のpHを上昇させることでペプシンの細胞外活性を低下させる．GERDの治療においてH₂RAと消化管運動機能改善薬よりも優れた症状改善ならびに粘膜障害の治癒をもたらすことが知られており[26]，LPRDにおいても第一選択薬として使用されている．しかし，実際にはLPRDの治療においてPPIのプラセボに対する優越性を示すエビデンスは弱く，報告されているプラセボ対照RCTの大部分は，患者の症状スコア改善においてPPIに優越性がないことを示している．10件のRCTをまとめた最近のメタアナリシスでは，PPIのプラセボに対する相対的有用性は1.25（95％信頼区間：1.03-1.46）とわずかにPPIに有利であっただけで[27]，別のメタアナリシスではPPIの優越性は示されていない[28]．つまり，LPRDはPPIの効果が期待できない症例も多い[16]．その理由としては，PPIには逆流回数を減らす効果はなく[29]，咽喉頭への逆流や気管へのmicroaspirationは止めることができないこと，咽喉頭には上喉頭神経や舌咽神経の分枝が存在し，鋭敏な感覚を有しているため，非酸性逆流であっても知覚過敏を誘発し症状が持続する場合が多いこと[16]，PPIは非酸性環境下で咽喉頭粘膜を傷害する可能性のあるトリプシンと胆汁酸塩の活性には影響せず，非酸性逆流には効果が乏しい[30]ことなどが挙げられる．

投与量については，PPI全量を数か月続けて投与し，症状コントロールが良好であればPPI半量を投与して症状維持を行う方法や，症状出現時のみPPIを服用させるオンデマンド療法がある．投与回数については，LPRDに対してPPIを1日1回投与と2回投与で比較した研究において，1日2回投与の優越性が示唆されている[31]．これはPPIの薬理学的に1日2回投与では日中と夜間の食道への酸曝露をより完全に制御することができるためと考えられる[32]．

2）H₂RA

胃の壁細胞にあるH₂受容体を遮断することにより胃酸分泌を抑制する．酸分泌抑制作用の強さや持続時間はPPIに劣るが，LPRDの治療において補助的に用いられる場合がある．ただし，PPI単独とPPIとH₂RAの併用の有効性を比較した研究では両群間で有意差を認めず[30]，LPRDにおけるH₂RAの使用に関する臨床的なエビデンスは報告されていない．

3）アルギン酸塩

コンブやワカメなどの海藻に含まれる多糖類で，食道や上気道粘膜の上にバイオフィルムを形成して持続的に付着し，胃酸または胃内容物による刺激から粘膜を保護する作用をもつ．また，胃内容の逆流を防ぐ効果があるとされており，PPIと異なり酸逆流の回数を減らすという報告もある[33]．LPRD患者を対象とした前向きRCTでは，液体アルギン酸塩製剤（1日4回服用）は，プラセボに対して優れたRSIとRFSの改善効果があることが報告されている[34]．また，アルギン酸塩の単独使用がPPIとアルギン酸塩を併用した治療と同等のRSIの改善効果を示したとの報告もある[35]．これは，PPIが効かない非酸性・混合性LPRDによる症状や粘膜障害がアルギン酸塩により改善することを示している可能性があり，PPIとアルギン酸塩の併用により，ペプシン，トリプシン，胆汁酸塩による粘膜刺激から一貫した保護が得られると考えられる[30]．

4）消化管運動機能改善薬

胃排出を促進し，食道括約筋圧の上昇に関与する．LPRDに対する効果に関しては，2つのRCTでPPIに消化管運動機能改善薬を追加することでより大きな症状の改善をもたらすことが示されたが[36][37]，PPI単独投与と比べて有意差がなかったとする報告もある[38]．前述したようにLPRDと食道機能障害の関連は高くはないため，効果は限定的であると考えられる．

3．手術

生活指導と薬物療法を行っても改善を認めない

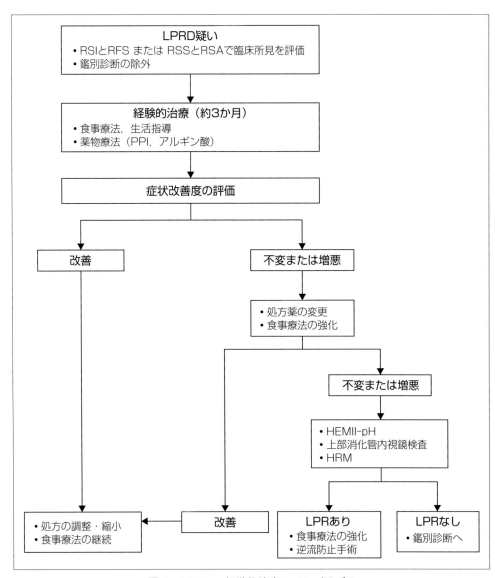

図 1. LPRD の経験的治療のアルゴリズム

LPRD では，逆流防止手術を選択することがある．腹腔鏡下噴門形成術は代表的な逆流防止手術であるが，LPRD 患者における成功率は 44〜94%[39] と，GERD 患者における成功率に比べると低くなっており，その有効性には議論の余地がある[2]．

4．治療法のアルゴリズムと将来の展望

経験的治療法のアルゴリズムを図 1 に示す．LPRD を疑った場合，まずは RSI または RSS，RFS または RSA を用いて症状と内視鏡的所見を評価し，表 1 に挙げた LPRD の鑑別疾患を除外する．次に，食事療法・生活指導と，PPI とアルギン酸塩を用いた薬物療法を行う．軽症であれば食事療法のみで改善が見込める．PPI やその他の治療薬は骨，内分泌系，腎などの慢性合併症を引き起こす可能性があるため，漫然と長期間投与を行わず，注意深い観察を行う必要がある[1][17]．目安としては 3 か月間投与を行った後で RSI または RSS を用いて症状の改善度を評価し，処方の変更や縮小を検討する．消化管運動機能改善薬や H_2RA なども適宜併用する．食事療法や生活習慣の是正はすべての患者において継続が必要である．薬物療法にも反応しない患者では，HEMII-pH，上部消化管内視鏡検査，HRM で精密検査を行い，LPRD の確定診断に至った場合は，逆流防止手術などを検討する．

また，LPRD の診断において HEMII-pH は本邦であまり普及していないが，LPRD の確定診断と逆流のサブタイプ（酸性，非酸性，混合性）の特定が可能であり，診断および治療において有用な検査である．LPRD の治療は，今後は個々の逆流プロファイルや生活習慣に基づいた個別化治療へと進歩していく必要がある．すなわち，HEMII-pH の結果に基づき，酸性および混合性の逆流による LPRD に対しては PPI にアルギン酸塩を追加し，非酸性 LPRD に対してはアルギン酸塩のみを使用することが，最適な治療と考えられている[2]．

おわりに

老化により胃内容物の逆流をきたしやすいため，今後，高齢者の増えていく本邦では，LPRD の予防と治療がますます重要になるといえる．軽度の LPRD であれば食事療法のみで改善するため，はじめに食事療法や生活指導を重点的に行うのがよい．薬物療法では PPI が第一選択薬として使用されているが，LPRD 患者の 50％以上に認めるとされる非酸性・混合性逆流には効果が乏しく，PPI の効果が期待できない症例も多く存在する．その場合，アルギン酸塩の使用が有効な可能性がある．また，H_2RA，消化管運動機能改善薬なども適宜併用する．HEMII-pH は非酸性・混合性逆流の評価も可能であるため，HEMII-pH の結果に基づいて治療法を選択することが望ましいが，現状ではあまり普及していない．今後は HEMII-pH の普及や，生化学的検査などの非侵襲的な検査の開発も望まれる．

文　献

1) 日本消化器病学会（編）：胃食道逆流症（GERD）診療ガイドライン 2021（改訂第 3 版）．南江堂，2021.

2) Lechien JR, Mouawad F, Bobin F, et al：Review of management of laryngopharyngeal reflux disease. Eur Ann Otorhinolaryngol Head Neck Dis, 138(4)：257-267, 2021.
Summary LPRD の治療では食事療法，PPI，アルギン酸塩を併用する．HEMII-pH の結果に応じた個別化治療が望ましい．

3) 渡邊雄介：Laryngopharyngeal reflux disease (LPRD) 咽喉頭酸逆流症について．小児耳, 35(3)：185-188, 2014.

4) Torrico S, Kern M, Aslam M, et al：Upper esophageal sphincter function during gastro-esophageal reflux events revisited. Am J Physiol Gastrointest Liver Physiol, 279(2)：G262-G267, 2000.

5) Gregory ND, Chandran S, Lurie D, et al：Voice disorders in the elderly. J Voice, 26(2)：254-258, 2012.

6) Kusano M, Hashizume K, Ehara Y, et al：Size of hiatus hernia correlates with severity of kyphosis, not with obesity, in elderly Japanese women. J Clin Gastroenterol, 42(4)：345-350, 2008.

7) 松崎洋海，牧山　清：加齢による脊柱変形と咽喉頭逆流症との関連についての検討．日気食会報, 68(2)：140, 2017.

8) Habermann W, Schmid C, Neumann K, et al：Reflux symptom index and reflux finding score in otolaryngologic practice. J Voice, 26(3)：e123-e127, 2012.

9) Jaspersen D, Kulig M, Labenz J, et al：Prevalence of extra-oesophageal manifestations in gastro-oesophageal reflux disease：an analysis based on the ProGERD Study. Aliment Pharmacol Ther, 17(12)：1515-1520, 2003.

10) Belafsky PC, Postma GN, Koufman JA：Validity and reliability of the reflux symptom index (RSI). J Voice, 16(2)：274-277, 2002.

11) Belafsky PC, Postma GN, Koufman JA：The validity and reliability of the reflux finding score (RFS). Laryngoscope, 111(8)：1313-1317, 2001.

12) Lechien JR, Bobin F, Muls V, et al：Validity and reliability of the reflux symptom score. Laryngoscope, 130(3)：E98-E107, 2020.

13) Lechien JR, Rodriguez Ruiz A, Dequanter D, et al：Validity and reliability of the reflux sign assessment. Ann Otol Rhinol Laryngol, 129(4)：313-325, 2020.

14) Patel D, Vaezi MF：Normal esophageal physiology and laryngopharyngeal reflux. Otolaryngol Clin N Am, 46(6)：1023-1041, 2013.

15) Borges LF, Chan WW, Carroll TL：Dual pH probes without proximal esophageal and pharyngeal impedance may be deficient in diagnosing LPR. J Voice, **33**(5)：697-703, 2019.

16) 鈴木猛司，関　洋介，松村倫明ほか：保存的治療抵抗性咽喉頭逆流症に対する腹腔鏡下逆流防止術（LARS）の検討．喉頭, **32**：29-36, 2020.
Summary LPRD は PPI が効かない場合も多く，アルギン酸塩，消化管運動機能改善薬，H₂RA などを併用する．HEMII-pH の結果を考慮して治療を行うのがよい．

17) Lee JS, Jung AR, Park JM, et al：Comparison of characteristics according to reflux type in patients with laryngopharyngeal reflux. Clin Exp Otorhinolaryngol, **11**(2)：141-145, 2018.

18) Savarino V, Di Mario F, Scarpignato C, et al：Proton pump inhibitors in GORD：An overview of their pharmacology, efficacy and safety. Pharmacol Res, **59**(3)：135-153, 2009.

19) Benjamin T, Zackria S, Lopez R, et al：Upper esophageal sphincter abnormalities and high-resolution esophageal manometry findings in patients with laryngopharyngeal reflux. Scand J Gastroenterol, **52**(8)：816-821, 2017.

20) Iqbal M, Batch AJ, Spychal RT, et al：Outcome of surgical fundoplication for extraesophageal（atypical）manifestations of gastroesophageal reflux disease in adults：a systematic review. J Laparoendosc Adv Surg Tech A, **18**：789-796, 2008.

21) Wang J, Zhao Y, Ren J, et al：Pepsin in saliva as a diagnostic biomarker in laryngopharyngeal reflux：a meta-analysis. Eur Arch Otorhinolaryngol, **275**(3)：671-678, 2018.

22) Calvo-Henríquez C, Ruano-Ravina A, Vaamonde P, et al：Is pepsin a reliable marker of laryngopharyngeal reflux? A systematic review. Otolaryngol Head Neck Surg, **157**(3)：385-391, 2017.

23) Johnston N, Ondrey F, Rosen R, et al：Airway reflux. Ann N Y Acad Sci, **1381**：5-13, 2016.

24) Johnston N, Wells CW, Samuels TL, et al：Pepsin in nonacidic refluxate can damage hypopharyngeal epithelial cells. Ann Otol Rhinol Laryngol, **118**：677-685, 2009.

25) Zalvan CH, Hu S, Greenberg B, et al：A comparison of alkaline water and Mediterranean diet vs Proton Pump Inhibition for treatment of laryngopharyngeal reflux. JAMA Otolaryngol Head Neck Surg, **143**(10)：1023-1029, 2017.

26) 日本消化器学会（編）：胃食道逆流症（GERD）診療ガイドライン 2015（改訂第 2 版）．南江堂, 2015.

27) Lechien JR, Saussez S, Schindler A, et al：Clinical outcomes of laryngopharyngeal reflux treatment：a systematic review and meta-analysis. Laryngoscope, **129**(5)：1174-1187, 2019.

28) Karkos PD, Wilson JA：Empiric treatment of laryngopharyngeal reflux with proton pump inhibitors：a systematic review. Laryngoscope, **116**(1)：144-148, 2006.

29) Hemmink GJ, Bredenoord AJ, Weusten BL, et al：Esophageal pH-impedance monitoring in patients with therapy-resistant reflux symptoms：'on' or 'off' proton pump inhibitor? Am J Gastroenterol, **103**：2446-2453, 2008.

30) Lechien JR, Mouawad F, Barillari MR, et al：Treatment of laryngopharyngeal reflux disease：A systematic review. World J Clin Cases, **7**(19)：2995-3011, 2019.
Summary HEMII-pH は LPRD 患者の評価に不可欠である．腹腔鏡下逆流防止手術により LPRD 患者の 93％ で有意な症状改善を認めた．

31) Park W, Hicks DM, Khandwala F, et al：Laryngopharyngeal reflux：prospective cohort study evaluating optimal dose of proton-pump inhibitor therapy and pretherapy predictors of response. Laryngoscope, **115**：1230-1238 2005.

32) Savarino E, Zentilin P, Marabotto E, et al：A review of pharmacotherapy for treating gastroesophageal reflux disease（GERD）. Expert Opin Pharmacother, **18**：1333-1343, 2017.

33) Zentilin P, Dulbecco P, Savarino E, et al：An evaluation of the antireflux properties of sodium alginate by means of combined multichannel intraluminal impedance and pH-metry. Aliment Pharmacol Ther, **21**：29-34, 2005.

34) McGlashan J, Johnstone L, Sykes J, et al：The value of a liquid alginate suspension（Gaviscon Advance）in the management of laryngopharyngeal reflux. Eur Arch Otorhinolaryngol, **266**：243-251, 2009.

35) Wilkie MD, Fraser HM, Raja H : Gaviscon® Advance alone versus co-prescription of Gaviscon® Advance and proton pump inhibitors in the treatment of laryngopharyngeal reflux. Eur Arch Otorhinolaryngol, **275** : 2515–2521, 2018.

36) Ezzat WF, Fawaz SA, Fathey H, et al : Virtue of adding prokinetics to proton pump inhibitors in the treatment of laryngopharyngeal reflux disease : prospective study. J Otolaryngol Head Neck Surg, **40** : 350–356, 2011.

37) Chun BJ, Lee DS : The effect of itopride combined with lansoprazole in patients with laryngopharyngeal reflux disease. Eur Arch Otorhinolaryngol, **270** : 1385–1390, 2013.

38) Hunchaisri N : Treatment of laryngopharyngeal reflux : a comparison between domperidone plus omeprazole alone. J Med Assoc Thai, **95** : 73–80, 2012.

39) Lechien JR, Dapri G, Dequanter D, et al : Surgical treatment for laryngopharyngeal reflux disease : a systematic review of 2,190 patients. JAMA Otolaryngol Head Neck Surg, **145**(7) : 655–666, 2019.

40) Piesman M, Hwang I, Maydonovitch C, et al : Nocturnal reflux episodes following the administration of a standardized meal. Does timing matter? Am J Gastroenterol, **102**(10) : 2128–2134, 2007.

MB ENT, 274：65-72, 2022

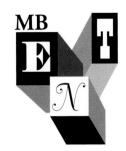

◆特集・みみ・はな・のど アンチエイジング

耳鼻咽喉科領域における抗酸化治療の可能性

楠 威志*

Abstract フリーラジカルとその捕獲する抗酸化物質との増減が，多種の疾患や老化さらにアポトーシスに関与していることは，すでに報告されている．今回，耳鼻咽喉科領域における抗酸化治療の可能性について，筆者が過去に行った 3 つの研究をもとに検討した．抗酸化物質については，他施設にて臨床研究で汎用されている superoxide dismutase(SOD)の 1 つである Cu,Zn-SOD を使用した．その研究内容は，Cu,Zn-SOD と耳下腺加齢変化による口腔乾燥症，さらには中耳真珠腫，好酸球性副鼻腔炎の関与および抗酸化物質を利用した新たな治療戦略について，以下の如く考察した．

まず，閉経後雌ラットの耳下腺におけるエストロゲンと Cu,Zn-SOD を検討した研究から，Cu,Zn-SOD に，エストロゲンと同様にアンチエイジングと抗アポトーシス作用をもつ可能性が示唆された．このことから，ヒトにおいても唾液腺への SOD 補充が，加齢変化からくる口腔乾燥症への予防策になりえる可能性が見出された．次に，現在でも，難治性とされている中耳真珠腫や好酸球性副鼻腔炎については，それぞれの疾患の増悪因子が，Cu,Zn-SOD により抑制され，抗酸化剤を利用した局所投与など，併用を含め新たな治療の選択肢になる可能性が示唆された．

Key words 抗加齢(anti-aging)，抗酸化物質(antioxidant)，スーパーオキサイドディスムターゼ(superoxide dismutase)，口腔乾燥症(xerostomia)，耳下腺(parotid)，好酸球性副鼻腔炎 (eosinophilic chronic rhinosiusitis)，中耳真珠腫(middle ear cholesteatoma)

はじめに

フリーラジカルが，様々な疾患や老化，さらにアポトーシスにも関与することが報告されている[1][2]．今回，そのフリーラジカルを捕獲する抗酸化物質に注目し，耳鼻咽喉科領域における抗酸化治療の可能性について述べる．筆者の過去の研究データをもとに，加齢に伴う口腔乾燥症，中耳真珠腫および好酸球性副鼻腔炎と抗酸化物質の関連について検討し，今後の抗酸化治療戦略にも言及する．なお，抗酸化物質については，他施設にて多種にわたり臨床研究および応用されている superoxide dismutase(SOD)の 1 つである Cu,Zn-SOD を使用した．

閉経後雌ラットの耳下腺におけるエストロゲンと Cu,Zn-SOD の検討

1．研究の背景と結果

唾液腺の加齢変化からくる口腔乾燥症は，性ホルモンの他，アポトーシスが関与していることはすでに報告されている[3]~[5]．以前，我々はエストロゲンと同様，抗アポトーシス作用をもつ SOD を加え，閉経後雌ラットの耳下腺を用いて検討した[6][7]．方法は，自然加齢群を閉経前と閉経後の 2 群に分けた．さらに，性成熟期ラットを卵巣摘出後，エストロゲン投与群と非投与群に 2 群に分けた(図 1)．

なお，エストロゲン投与の投与方法は，以下の

* Kusunoki Takeshi, 〒410-2295 静岡県伊豆の国市長岡 1129 順天堂大学医学部附属静岡病院耳鼻咽喉科，教授

閉経前の15週齢ラットを両側卵巣摘出
(卵巣摘出後に、膣スメアにて性周期の消失を確認した。)

↓

卵巣摘出後
• 非エストロゲン投与群(n＝6)

• エストロゲン投与群(n＝6)：浸透圧ポンプにてエストロゲンを1.0 μg／日投与
(正常ラットの発情期の血中エストロゲン濃度が20〜80pg／mLの範囲になるように設定し、確認した。)

図 1. 卵巣摘出後—エストロゲン投与ラット

ように行った[3]. 浸透圧ポンプにエストロゲンを
プロピレングリコールで溶解した溶液を封入し,
背部皮下に埋め込み, 1個体当たり1.0 μg/日で投
与した. この投与量は, 正常ラットの発情期中の
エストロゲン濃度が20〜80 pg/mLであることか
ら, その範囲に収まるように設定し, 発情期中の
正常エストロゲン濃度であることを確認した. さ
らに全例, 発情期になっていることを膣垢観察で
確認した.

それぞれの群について, ホルマリン固定後, パ
ラフィン切片作成し, Cu,Zn-SODは免疫染色, ア
ポトーシスはTUNEL染色法を用いて観察した.
結果は, 自然加齢群においては, 閉経前は閉経
後より有意にTUNEL陽性細胞が少なく, 逆に
Cu,Zn-SODの強い発現を認めた(図2, 3). また,
卵巣摘出群においても, 同様にエストロゲン投与
群は非投与群に比べ有意にTUNEL陽性細胞が少
なく, 逆にCu,Zn-SODの強い発現を認めた(図
4, 5). このことより, 雌ラット耳下腺の加齢変化
においてエストロゲンがアポトーシス抑制のみな
らず, SODの保持に関与している可能性が示唆さ
れた.

2. 本研究の臨床的意義

細胞内で種々の代謝過程で発生するフリーラジ
カルは, 強い細胞障害性をもち, 老化の他, アポ
トーシスの誘導にも関与が報告されている. 本研
究では, 動物実験であるが, 耳下腺において
Cu,Zn-SODは, エストロゲンと同様, アンチエイ

	TUNEL labeling index	Cu,Zn-SOD
閉経前 （n＝8）	3.3±0.9	＋
閉経後 （n＝8）	12.3±4.9	－ 〜±

*P<0.05

＊閉経の確認は、膣スメアの所見を参考にした。

図 2. 自然加齢群のTUNELおよびCu,Zn-SOD染色

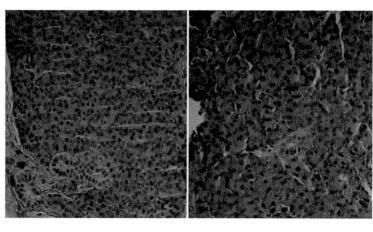

a|b

図 3.
自然加齢群のTUNEL染色
  a：閉経前
  b：閉経後
自然加齢群において, 閉経後が閉経
前に比べ, 有意にTUNEL染色陽性
細胞を認めた

	TUNEL labeling index	Cu,Zn-SOD
自然加齢群		
閉経前(n=8)	3.3±0.9	+
閉経後(n=8)	12.3±4.9	−〜±
卵巣摘出群		
非エストロゲン投与群 (n=6)	12.7±2.8	−
卵巣摘出後 エストロゲン投与群 (n=6)	4.0±2.8	+

$*P<0.05$

図 4. 卵巣摘出群の TUNEL と Cu,Zn-SOD 染色

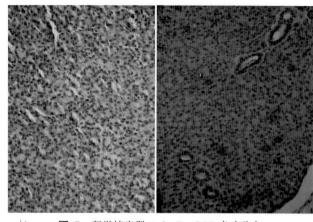

a│b　図 5. 卵巣摘出群の Cu,Zn-SOD 免疫染色
　　　a：非エストロゲン投与群
　　　b：エストロゲン投与群
　　　卵巣摘出群において，エストロゲン投与群(b)
　　　に Cu,Zn-SOD の強い発現を認めた

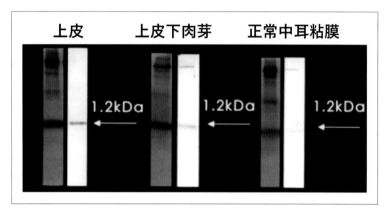

図 6.
中耳真珠腫のシスタチン A(ウェスタンブロッティング法)
真珠腫上皮のほうが，上皮下肉芽に比べシスタチン A の発現が強かった

ジングの他，抗アポトーシス作用をもつ可能性が確認できた．このことから，ヒトにおいても唾液腺への SOD 補充が，加齢変化からくる口腔乾燥症に対して，予防効果が期待できるのではないかと考える．

中耳真珠腫の骨破壊に関与するプロテアーゼとそのインヒビターの局在

1．研究の背景と結果

　炎症病変によって真珠腫性中耳炎が周囲骨破壊を引き起こすことは周知の事実である．真珠腫性中耳炎による骨破壊の作用機序の一つとして各種プロテアーゼが働くことがすでに報告されている．以前，我々は骨の溶解を担うメタロプロテアーゼの他，破骨細胞の発生に必須のサイトカイン RANKL と破骨細胞によって産生されるカテプシン L が中耳真珠腫組織周辺において高発現していることを見出した[8]～[10]．真珠腫のプロテアーゼ産生については，プロテアーゼ産生および活性を高める作用のある上皮成長因子(EGF)が真珠腫上皮に多く存在すると報告されている[11]．つまり，真珠腫上皮は上皮下肉芽と同様，骨破壊を促進するという報告が多い．しかし，我々は真珠腫上皮よりも上皮下肉芽組織にプロテアーゼの一つであるカテプシン L の活性が高値であることを報告した．また，カテプシンの特異的インヒビターであるシスタチン A は真珠腫上皮により多く認めた(図6)．この骨破壊を誘導するプロテアーゼはフリーラジカルにより分泌が促進される．その誘導物質の一つであるフリーラジカルを捕獲する生体内酵素である SOD を真珠腫上皮により多く認めたことも報告した(図7)[12]～[14]．すなわち，真珠

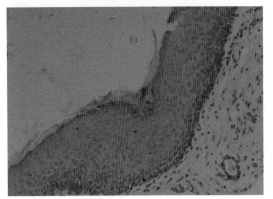

図 7. 中耳真珠腫の Cu,Zn-SOD 免疫染色
真珠腫上皮のほうが，上皮下肉芽に比べ
Cu,Zn-SOD の発現が強かった

	真珠腫上皮	上皮下肉芽
カテプシンL活性	<	
抑制因子：		
シスタチンA	>	
Cu,Zn-SOD	>	

図 8. カテプシン L 活性と抑制因子

腫性中耳炎の骨破壊の場として上皮下肉芽が重要な役割を果たしていることが予測された(図8). また真珠腫上皮は，骨破壊よりも自己増殖に長けているのではないかと考える．その理由は，以下のごとくである．感染などの炎症時には，浸潤してきた免疫細胞から TNF，IL-1 などのサイトカインを放出する．これらサイトカインには活性酸素も含まれるが，真珠腫上皮が SOD を保持することにより，活性酸素の組織障害から身を守り，さらに EGF と EFGR（上皮成長因子受容体）の存在により autocrine で自己増殖が可能となる．本来，上皮が増殖するには，その足場が必要である．つまり，ここでは上皮下肉芽がその足場となる．EGF は，肉芽を形成する線維芽細胞や血管新生を促進する．このような真珠腫上皮と上皮下肉芽との interaction も結局は真珠腫上皮の増殖に有利に働くことが考えられる．

2．本研究の臨床的意義と今後の展望

中耳真珠腫の治療は，もちろん手術によってすべて摘出できれば，それに越したことはない．しかし，症例によっては，真珠腫上皮が硬膜に入り込んでいたり，アブミ骨底に浸入していた場合，除去によって引き起こされる脳髄膜炎，外リンパ瘻などの合併症が十分考えられる．仮に上皮を除去できなくとも，プロテアーゼ産生の場である上皮下肉芽のみ十分除去することにより，プロテアーゼおよび EGF などの骨破壊増悪因子を抑制し，できれば再発，合併症の可能性が低くなる．

それによって，安全な術式が生まれるかもしれない．臨床の場において高齢や全身状態が悪く手術不可能な患者に対してプロテアーゼ抑制因子であるシスタチンおよび SOD の局所投与により真珠腫進展を抑えることが期待できる保存的療法の手がかりになるものと考えている．

好酸球性副鼻腔炎病態の増悪因子と抗酸化物質（Cu,Zn-SOD）との関連

1．研究の背景と目的

最近，重度の喘息に好酸球の他にマクロファージが関与していることが報告されている[15)~17)]．また，気道炎症の誘因の一つとして，そのマクロファージなどの炎症細胞から産生されるフリーラジカルが肺のみならず難治性副鼻腔炎にも影響を及ぼすことも報告されている[18)]．そのフリーラジカルを捕獲する抗酸化物質の増減が鼻疾患に関与することも報告されている[19)]．さらに，マクロファージに関連するサイトカインが好酸球性副鼻腔炎の特徴的な臨床症状の一つとして，粘度の高い（高ムチン蛋白）鼻汁は MUC5AC 遺伝子発現を促進することも報告している[15)]．最近，抗酸化物質がマクロファージの遊走因子を抑制し，また MUC5AC を抑制することが報告されている[20)]．

好酸球性副鼻腔炎の大半が喘息と合併し，鼻症状および鼻茸の重症度と喘息の重症度とが相関している．そこで，One way one disease の概念から，好酸球，マクロファージと，それに関連するサイトカインとして IL-17A，MUC5AC が好酸球副鼻腔炎の増悪因子であることを以前報告した[21)~23)]．さらに，抗酸化物質の1つである Cu,Zn-SOD がこれら増悪因子を抑制するか否かについても検索した[24)25)]．

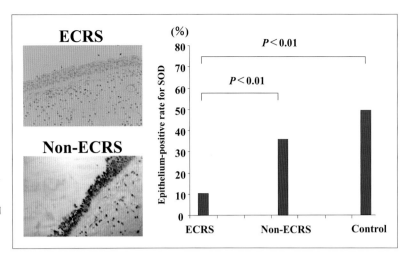

図 9.
鼻茸上皮と Cu, Zn-SOD 陽性率
SOD：Control＞Non-ECRS＞
ECRS
ECRS では活性酸素に対する防御
因子が低下している

2. 対象と方法

　当科にて内視鏡下副鼻腔手術を施行し採取した好酸球性副鼻腔炎(ECRS)および非好酸球性副鼻腔炎(non-ECRS)鼻茸を用い，パラフィン切片(3.5 μm)を作成し，マクロファージ(CD68)，IL-17A，MUC5AC，Cu,Zn-SOD について免疫染色を行い，さらに上皮内の Cu,Zn-SOD の mRNA 量を測定した．

3. 結果とまとめ

　マクロファージ，IL-17A，MUC5AC において，ECRS 鼻茸が non-ECRS 鼻茸より有意に多く発現を認めた．Cu,Zn-SOD においては,逆に non-ECRS 鼻茸のほうが ECRS 鼻茸より有意に多くの発現を認め，Cu,Zn-SOD の mRNA 量も有意差はないものの，約 3 倍高値を示した．ECRS 鼻茸の Cu,Zn-SOD の mRNA 量は，コントロール群に比べ有意に減少していた(図 9, 10)．また，Cu,Zn-SOD はマクロファージ，IL-17A，MUC5AC との間に有意な負の相関関係を示した(図 11〜13)．

　好酸球性副鼻腔炎の増悪因子であるマクロファージ，IL-17A，MUC5AC に対し抗酸化物質は好酸球性副鼻腔炎の病態において生体防御因子として働くことが示唆された．なお，好酸球性副鼻腔炎の SOD の発現低下については，より多くのフリーラジカルの攻撃による消費，何らかのサイトカインによる SOD の mRNA の down-regulation の可能性が考えられる(図 14)．

4. 本研究の臨床的意義と今後の展望

　一般的に好酸球性副鼻腔炎の術後に鼻茸再発が

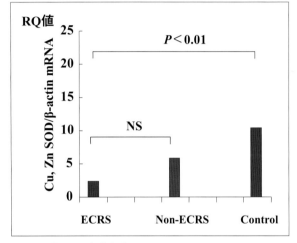

　図 10. 鼻茸上皮の Cu, Zn-SOD の mRNA
Cu, Zn-SOD：Control＞ECRS
ECRSでは活性酸素に対する防御因子が低下している

多い．近年，各種生物学的製剤が開発され，一部症例によっては好酸球性副鼻腔炎にも保険適用となっている．しかし，現在でも保存的治療としてステロイドが汎用されている．ステロイドは多種の副作用があるため長期投与は危険であり，中止すると鼻茸再発および増大をきたすのが現状である．実際，臨床の場において，好酸球性副鼻腔炎と重度の喘息を合併している症例が約 6 割あり，すでに喘息に対しステロイド投与していることも少なくない．そのため，好酸球性副鼻腔炎治療開始にて，さらにステロイド量を増している症例もある．ステロイドは，好酸球の産生は抑制するが，好中球の産生を促進し，それらによる炎症を増悪させるという報告もある[26]．以上より，好酸球性

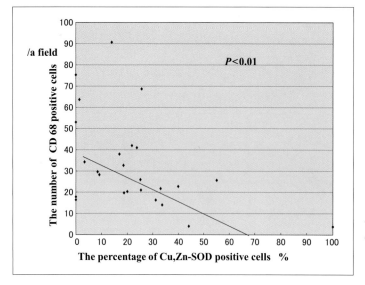

図 11.
Cu,Zn-SOD と CD68(マクロファージ)
Cu,Zn-SOD 陽性上皮細胞率とマクロファージ細胞数の有意な負の相関関係

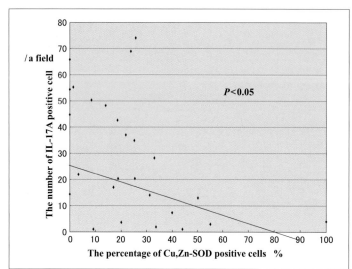

図 12.
Cu,Zn-SOD と IL-17A
Cu,Zn-SOD 陽性上皮細胞率と IL-17A 陽性細胞数の有意な負の相関関係

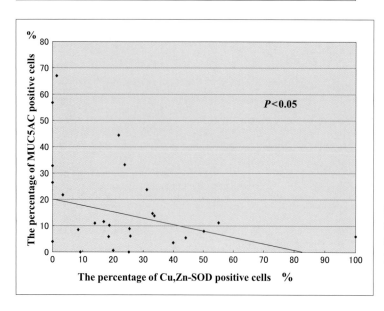

図 13.
Cu,Zn-SOD と MUC5AC
Cu,Zn-SOD 陽性上皮細胞率と MUC5AC 陽性上皮細胞率の有意な負の相関関係

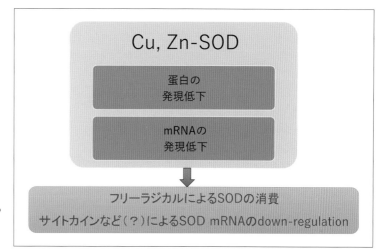

図 14.
好酸球性副鼻腔炎における
Cu,Zn-SOD

副鼻腔炎の治療として，好酸球の他にマクロ
ファージなどが関与するのであれば，その抑制を
考える必要がある．本研究において，Cu,Zn-SOD
はマクロファージ，IL-17A，MUC5AC との間に
有意な負の相関関係を示した．このことより SOD
点鼻薬など，副作用が少なく長期投与が可能な安
全性の高い，新しい治療戦略に発展する可能性が
期待できる．図 15 に他施設で行われている SOD
の臨床試験の状況を示した．

- SOD注射剤：特発性肺線維症（Phase II）
  潰瘍性大腸炎　（Phase II）

- SOD吸入製剤：特発性肺線維症（Phase II）
  慢性閉塞性肺疾患（Phase I）

今後、SODの好酸球性副鼻腔炎治療の応用へ

図 15．SOD の臨床試験の状況

参考文献

1) 吉川敏一，谷川　徹：活性酸素・フリーラジカ
ルと疾患．化学と生物，**37**：475-481, 1999.

2) 川上浩良：生体内フリーラジカルを制御する
pH 応答性ナノキャリアの創成．膜，**31**：290-
295, 2006.

3) 白石　浩：ラット耳下腺の加齢と性ホルモンの
影響．耳鼻臨床，**93**：1081-1095, 2000.

4) 渡辺寛康，白石　浩，村田清高：ラット耳下腺
における性周期とアポトーシスの関係．口咽
科，**16**：291-297, 2004.

5) 宮本久嗣，邸　文媚：スナネズミ耳下腺および
顎下腺腺房細胞における老化に伴う細胞死に関
する形態学的研究．歯基礎誌，**39**：641-654, 1997.

6) Kusunoki T, Shiraishi H, Murata K：Effects of
apoptosis and estrogen on aging changes in
female rat parotids. Acta Med Kinki Univ,
29：27-30, 2004.

7) Kusunoki T, Shiraishi H, Murata K：Estrogen
and Cu,Zn-SOD on aging changes of female rat
parotids. Auris Nasus Larynx, **33**：47-51, 2006.
Summary 雌ラットの耳下腺の加齢変化を，
組織像とアポトーシス，Cu,Zn-SOD について

観察した．さらに，閉経後のラットにエストロ
ゲンを投与することにより，非投与群に比べ
Cu,Zn-SOD が保持され，アポトーシスが抑制
された．

8) 楠　威志，西田升三，宮崎和浩ほか：中耳炎骨
破壊に関する酵素—マトリックスメタロプロテ
アーゼ-1 の発現—．耳鼻臨床，**92**：1225-1258, 1999.

9) 楠　威志，小橋和雄，中谷宏章ほか：慢性中耳
炎のカテプシン L とシスタチン A．耳鼻臨床，
92：101-105, 1999.

10) Haruyama T, Furukawa M, Kusunoki T, et
al：Expression of IL-17 and its Role in Bone
Destruction in Human Middle Ear Cholestea-
toma. ORL, **72**：325-331, 2010.

11) 後藤友佳子：上皮成長因子（epidermal growth
factor：EGF）と真珠腫組織—第一報　活動型真
珠腫と非活動型真珠腫における EGF の局在の
比較—．日耳鼻会報，**93**：1186-1191, 1990.

12) Kusunoki T, Nishida S, Murata K, et al：
Cathepsin L activity and its inhibitor in

human otitis media. J Otolaryngol, **30**：157-161, 2001.

Summary 中耳真珠腫の骨破壊に関与するプロテアーゼの一つであるカテプシン L において，その特異的インヒビターであるシスタチン A の他，Cu,Zn-SOD もカテプシン L 活性を低下させる可能性が示唆された.

13）宮崎和浩, 楠 威志, 村田清高ほか：ヒト慢性中耳炎の Mn-SOD. 耳鼻と臨, **46**：180-184, 2000.

14）楠 威志, 村田清高：真珠腫性中耳炎の骨破壊に関するプロテアーゼとそのインヒビター――中耳真珠腫上皮と上皮下肉芽との比較―. 耳鼻臨床, **99**：345-352, 2006.

15）Chen Y, Thai P, Zhao YH, et al：Stimulation of airway mucin gene expression by interleukin（IL）-17 through IL-6 paracrine/autocrine loop. J Biol Chem, **278**：17036-17043, 2003.

16）Poston RN, Chanez P, Lacoste JY, et al：Immunohistochemical characterization of the cellular infiltration in asthmatic bronchi. Am Rev Respir Dis, **145**：918-921, 1992.

17）Seminario MC, Gleich GJ：The role of eosinophils in the pathogenesis of asthma. Curr Opin Immunol, **6**：860-864, 1994.

18）Vendrov AE, Hakim ZS, Madamanchi NR, et al：Atherosclerosis is attenuated by limiting superoxide generation in both macrophages and vessel wall cells. Arterioscler Thromb Vasc Biol, **27**：2714-2721, 2007.

19）Iijima MK, Kobayashi T, Kamada H, et al：Exposure to ozone aggravastes nasal allergy-like symptoms in guinea pigs. Toxicol Letters, **123**：77-85, 2001.

20）Nishi T, Maier CM, Hayashi T, et al：Superoxide dismutase 1 overpression reduces MCP-1 and MIP-1 alpha expression after transient focal cerebaral ischemia. J Cereb Blood Flow Metab, **25**：1312-1324, 2005.

21）Saito T, Kusunoki T, Yao T, et al：Relationship between epithelialdamage or basement membrane thickness and eosinophilic infiltration polyps with chronic rhinosinusitis. Rhinology, **47**：275-279, 2009.

22）Saito T, Kusunoki T, Yao T, et al：Role of interleukin-17A in the eosinophil accumulation and mucosal remodeling in chronic rhinosinusitis with nasal polyps associated with asthma. Int Arch Allergy Immunol, **151**：8-16, 2010.

23）Ono N, Kusunoki T, Ikeda K：Relationships between IL-17A and macrophages or MUC5AC in pathological processes of eosinophilic chronic rhinosinusitis. Allergy Rhinol, **3**：1-5, 2012.

24）Ono N, Kusunoki T, Miwa M, et al：Reduction in superoxide disumutase expression in the mucosa of eosinophilic chronic rhinosinusitis with nasal polyps. In Arch Allergy Immunol, **162**：75-82, 2013.

25）Kusunoki T, Ono N, Ikeda K：Cu,Zn-Superoxide dismutase and macrophage or MUC5AC in human eosinophilic chronic rhinosinusitis. J Otol Rhinol, S1：1, 2015. http://dx.doi.org/10.4172/2324-8785.S1-03

Summary 好酸球性副鼻腔炎の増悪因子である好酸球の他，マクロファージと，それに関連するサイトカインとして IL-17A，高ムチン蛋白鼻汁に関与する MUC5AC に対して Cu,Zn-SOD が抑制因子になりえることが示唆された.

26）Tien Nyugen L, S Lim S, T Oates T, et al：Increase in airway neutrophils after oral but not inhaled corticosteroid therapy in mild asthama. Respirory Medicne, **99**：200-207, 2005.

なお，本研究の一部は，以下の研究助成金で行われている.
研究代表：楠 威志
1. 学術研究助成基金助成金　基盤研究（C）課題番号 21K09589（2021-2023 年度）
2. 学術研究助成基金助成金　基盤研究（C）課題番号 18K09356（2018-2020 年度）
3. 学術研究助成基金助成金　基盤研究（C）課題番号 15K10763（2015-2017 年度）
4. 学術研究助成基金助成金　基盤研究（C）課題番号 21592168（2009-2011 年度）
5. 日本私立学校振興・共済事業団からの私立大学等経常費補助金の特別研究補助（2015-2021 年度）
6. 順天堂大学環境医学研究所プロジェクト（2016 年度）
研究分担：楠 威志
7. 学術研究助成基金助成金　基盤研究（C）課題番号 19K09900　（2019-2021 年度）
8. 学術研究助成基金助成金　基盤研究（C）課題番号 18K09388　（2018-2020 年度）

第 67 回日本聴覚医学会総会・学術講演会

会　期：2022 年 10 月 5 日（水）～7 日（金）
会　場：やまぎん県民ホール
　　　　〒990-0828　山形県山形市双葉町 1-2-38／TEL 023-664-2220
　　　　山形テルサ
　　　　〒990-0828　山形県山形市双葉町 1-2-3／TEL 023-646-6677
会　長：欠畑誠治（山形大学医学部耳鼻咽喉・頭頸部外科学講座，教授）
プログラム：
　　　　主題 1：音響性聴覚障害の新たな病態像と治療戦略
　　　　主題 2：Cochlear Synaptopathy と聴覚情報処理障害
　　　　他，特別講演，一般演題を予定

【事　務　局】第 67 回日本聴覚医学会総会・学術講演会大会本部
　　　　　　　〒990-9585　山形県山形市飯田西 2-2-2
　　　　　　　TEL：023-628-5380／FAX：023-628-5382
　　　　　　　E-mail：audiology67@gakkai.co.jp
　　　　　　　担当：伊藤　吏

第 13 回耳鼻咽喉科心身医学研究会

会　期：2022 年 11 月 26 日（土）　現地開催のみ予定
会　場：慶應義塾大学病院　新教育研究棟 4 階講堂
　　　　東京都新宿区信濃町 35　TEL：03-5363-3826
会　長：大坪天平（東京女子医科大学附属足立医療センター精神科，教授）
プログラム：一般演題未定
教育講演：「抗うつ薬の使い方のコツ」
　　　　　大坪天平（東京女子医科大学附属足立医療センター精神科，教授）
特別講演：「耳鳴り・めまいと不安・抑うつ関連（仮）」
　　　　　坂元　薫（医療法人和楽会　心療内科・神経科赤坂クリニック，院長）
一般演題受付〆切：2022 年 8 月 31 日
　　一般演題を募集します．goto@memaika.com まで演題名ご連絡ください．
　　演題採択の可否は事務局にて行います．
【事務局】　慶應義塾大学医学部耳鼻咽喉科
　　　連絡先：goto@memaika.com
　　　詳細は耳鼻心ホームページ　http://memaika.com/shinshin/

FAX による注文・住所変更届け

改定：2015 年 1 月

　毎度ご購読いただきましてありがとうございます.

　読者の皆様方に小社の本をより確実にお届けさせていただくために，FAX でのご注文・住所変更届けを受けつけております. この機会に是非ご利用ください.

◇ご利用方法

　FAX 専用注文書・住所変更届けは，そのまま切り離して FAX 用紙としてご利用ください. また，注文の場合手続き終了後，ご購入商品と郵便振替用紙を同封してお送りいたします. **代金が 5,000 円をこえる場合，代金引換便とさせて頂きます.** その他，申し込み・変更届けの方法は電話，郵便はがきも同様です.

◇代金引換について

　本の代金が 5,000 円をこえる場合，代金引換とさせて頂きます. 配達員が商品をお届けした際に，現金またはクレジットカード・デビットカードにて代金を配達員にお支払い下さい(本の代金＋消費税＋送料). (※年間定期購読と同時に 5,000 円をこえるご注文を頂いた場合は代金引換とはなりません. 郵便振替用紙を同封して発送いたします. 代金後払いという形になります. 送料は定期購読を含むご注文の場合は頂きません)

◇年間定期購読のお申し込みについて

　年間定期購読は，1 年分を前金で頂いておりますため，代金引換とはなりません. 郵便振替用紙を本と同封または別送いたします. 送料無料，また何月号からでもお申込み頂けます.

　毎年末，次年度定期購読のご案内をお送りいたしますので，定期購読更新のお手間が非常に少なく済みます.

◇住所変更届けについて

　年間購読をお申し込みされております方は，その期間中お届け先が変更します際，必ずご連絡下さいますようよろしくお願い致します.

◇取消，変更について

　取消，変更につきましては，お早めに FAX，お電話でお知らせ下さい.

　返品は，原則として受けつけておりませんが，返品の場合の郵送料はお客様負担とさせていただきます. その際は必ず小社へご連絡ください.

◇ご送本について

　ご送本につきましては，ご注文がありましてから約 1 週間前後とみていただきたいと思います. お急ぎの方は，ご注文の際にその旨をご記入ください. 至急送らせていただきます. 2〜3 日でお手元に届くように手配いたします.

◇個人情報の利用目的

　お客様から収集させていただいた個人情報，ご注文情報は本サービスを提供する目的(本の発送，ご注文内容の確認，問い合わせに対しての回答等)以外には利用することはございません.

　その他，ご不明な点は小社までご連絡ください.

株式会社 全日本病院出版会　〒113-0033 東京都文京区本郷 3-16-4-7F
電話 03(5689)5989　FAX03(5689)8030　郵便振替口座 00160-9-58753

年　　月　　日

ENTONI
Monthly Book
エントーニ

FAX 専用注文書

「Monthly Book ENTONI」誌のご注文の際は，このFAX専用注文書もご利用頂けます．また電話でのお申し込みも受け付けております．
毎月確実に入手したい方には年間購読申し込みをお勧めいたします．また各号1冊からの注文もできますので，お気軽にお問い合わせください．

バックナンバー合計 5,000円以上のご注文は代金引換発送

―お問い合わせ先―
㈱全日本病院出版会　営業部
電話　03(5689)5989　　FAX 03(5689)8030

□年間定期購読申し込み　No.　　　から

□バックナンバー申し込み

No.	-	冊	No.	-	冊	No.	-	冊	No.	-	冊
No.	-	冊	No.	-	冊	No.	-	冊	No.	-	冊
No.	-	冊	No.	-	冊	No.	-	冊	No.	-	冊
No.	-	冊	No.	-	冊	No.	-	冊	No.	-	冊

□他誌ご注文

　　　　　　　　　　冊　｜　　　　　　　　　　冊

お名前	フリガナ 　　　　　　　　　　　　　　　　　㊞	電話番号

ご送付先	〒　　-　　　　　　　　　　　　　　　　　　□自宅　　□お勤め先

領収書　無・有　（宛名：　　　　　　　　　　　　　　）

FAX 03-5689-8030 全日本病院出版会行

全日本病院出版会行

FAX 03-5689-8030

年　月　日

住 所 変 更 届 け

お 名 前	フリガナ	
お客様番号		毎回お送りしています封筒のお名前の右上に印字されております8ケタの番号をご記入下さい。
新お届け先	〒　　　　　都 道 　　　　　　府 県	
新電話番号	（　　　　　）	
変更日付	年　　月　　日より	月号より
旧お届け先	〒	

※ 年間購読を注文されております雑誌・書籍名に✓を付けて下さい。

- ☐ Monthly Book Orthopaedics （月刊誌）
- ☐ Monthly Book Derma. （月刊誌）
- ☐ 整形外科最小侵襲手術ジャーナル （季刊誌）
- ☐ Monthly Book Medical Rehabilitation （月刊誌）
- ☐ Monthly Book ENTONI （月刊誌）
- ☐ PEPARS （月刊誌）
- ☐ Monthly Book OCULISTA （月刊誌）

FAX 03-5689-8030

全日本病院出版会行

通常号⇒ 本体 2,500 円＋税
※その他のバックナンバー, 各目次等
　の詳しい内容は HP
　（www.zenniti.com）をご覧下さい.

編集顧問：	本庄　　巖	京都大学名誉教授
	小林　俊光	仙塩利府病院 耳科手術センター長
編集主幹：	曾根 三千彦	名古屋大学教授
	香取　幸夫	東北大学教授

No. 274　編集企画：
　平野　滋　京都府立医科大学教授

Monthly Book ENTONI No.274

2022 年 8 月 15 日発行（毎月 1 回 15 日発行）
定価は表紙に表示してあります．
Printed in Japan

発行者　　末 定 広 光
発行所　　株式会社　全日本病院出版会
〒 113-0033 東京都文京区本郷 3 丁目 16 番 4 号 7 階
　　　　電話（03）5689-5989　Fax（03）5689-8030
　　　　郵便振替口座 00160-9-58753

© ZEN・NIHONBYOIN・SHUPPANKAI, 2022

印刷・製本　三報社印刷株式会社　　電話（03）3637-0005
広告取扱店　㈱日本医学広告社　　　電話（03）5226-2791